人はなぜ死に急ぐか

——小規模精神科病院50年の経験——

著
高柳　功

星和書店

はじめに

私が精神科医を志して六十年近くになり、郷里の富山で有沢橋病院を開設してから四十九年になります。この間大勢の患者さんを診てきました。

富山は数年前まで新幹線もなかった地方都市なので、医師不足が今でもかなり深刻であり、私の病院も例外ではなく入院・外来ともほとんど一人で対応せざるを得なかったので、結果として大勢の患者さんに主治医として接することができました。いわば有沢橋病院という定点にほぼ五十年間留まりつづけ、この定点を通過する患者さんの殆ど全てを見てきたことになります。

数年前から有能な精神科医が加わってくれましたので、現在は全てというわけではありませんが、大部分の患者さんはまだ診ています。

現在はかつて治療した患者さんの子供やお孫さんさえ時に診ることもあります。このような経験をする精神科医はあまり多くはないと思います。

数年前からそろそろ自分の精神科医としての仕事をまとめておくべきだと考えていました。たまたま、法と精神医療学会から依頼があったのを機に、精神科医療の過去半世紀の変化と私自身の地域精神科医療の歩みをまとめる機会がありました。まとめたものは同学会誌(注)に掲載していただきましたが、今回少し手を加えて本書後半に載せました。現在の精神科医療は過去の歴史の上にあることを少しでも知っていただければありがたいと思います。

一人主治医として長くやっているといろいろなことに全責任を負わなければなりません。その多くは精神医学の書物に書かれていないことです。

重大な責任の一つに自殺の問題があります。精神科医として「しまった!」と心の中で叫ぶのは患者さんの自殺の第一報が入った瞬間です。そして自らの対応のまずさ、病院の体制の不備、看護スタッフの配慮不足、などいろいろな後悔が次から次と心に浮んで来ます。

死亡という事実が確認されると、患者さんに申し訳なかったという気持ちと、万一訴訟になったら、という危惧の念が心の中に交錯します。精神科医といえども、自分の心を自在に操れるわけはなく、しばらく落ち着かない日々をおくるのです。やがてそれは死者への鎮魂の気持ちに変っていき、心の奥深くにしまわれます。時々その人の断片的な記憶がポッと心に浮んでくることがあり、懐かしさとともに「なぜ死に急ぐ!」と心の中でつぶやくことがあるのです。

法と精神医療学会の原稿を書き終えてなお心に残るのはやはり自殺した人たちのことです。自殺した患者さんの鎮魂と自らの臨床医としての反省のためになにか記録に残さなければならないと考えました。

そこで私は平成二十九年にほぼ一年をかけて、私の臨床の主要な場である有沢橋病院の全死亡カルテ（入院・外来）をチェックし、その死亡が自殺行為によるものと特定できる患者さんを洗い出し、何故自殺しなければならなかったのか、検討しました。

自殺と確認できた患者さんは四十七名でした。その他確認できなかったものの自殺の疑わしい人、自殺行為と等しいと考えられる異常死の人もいます。

こうして自殺事例について検討した概略は平成三十年三月北陸精神神経学会、及び令和元年七月第三十六回国際法と精神医学会（ＩＡＬＭＨ）（ローマ）で発表しましたが、改めて今回刊行物として公表することとしました。患者さんが死によって訴えたかったことを広く一般社会に知ってもらうことがなによりも自殺の防止に役立ち、また亡くなった人々の鎮魂になると考えるからです。

なお、事例の記載にあたっては精神神経学会ガイドラインに沿って個人が特定されることがないよう、中核となる事項を除き設定を変えてあります。また可能な限りご遺族の同意を得る努力をいたしました。このような配慮をしても親族が読まれれば事例が特定できるケースがあるかも知れませんが、亡くなった患者さんは許してくれるでしょう。

本文中の事例ナンバーは本文掲載順、症例ナンバーは自殺の発生順です。

令和二年四月

高柳　功

（注）高柳功：精神科医療半世紀の変遷とその将来―1定点よりみつめる―．法と精神医療、三〇：五七―七四頁、二〇一五年．

目次

二．精神科医療半世紀の変遷と統合失調症医療の展開

一・人は何故死に急ぐか

――小規模精神科病院五十年の経験より

第一章　自殺した患者さんの分析

病院の沿革と周囲の状況

私が日常臨床を行っている有沢橋病院は、人口四十万の富山市の中心部からやや外れた婦中町というところにあります。婦中町は二十年ほど前から富山市のベッドタウンとして人口が増えつづけ、地元の鵜坂小学校は今では生徒数九百名の県下で有数のマンモス校になりました。

婦中町は平成の大合併で富山市の一区域となったわけですが、交通の便はよく市中心部へはバスで十分、富山駅までは十五分くらいで行けるところです。

昭和四十六年（一九七一）一月、国立武蔵療養所を辞してすぐこの地で有沢橋病院を開設し、当時私が考えていた地域精神科医療を始めたわけです。その当時漠然とではありますが次の三つの目標を意識していました。

①自らの目の届く範囲の医療を行う。
②できるだけ開放的医療を行う。
――これは開放病棟という意味もあるし、できるだけあらゆる情報をオープンに、という意味もありました。
③地域医療をしっかりやる。
――これは社会復帰活動を通じて、患者さんの自立を促すというほどの意味でした。

このような状況で曲りなりにも婦中町（当時）で四十六床の木造平屋建ての小規模病院を立ち上げたわけです。

有沢橋病院のその後は昭和五十二年（一九七七）木造を鉄筋に建て替え、借金の返済のために病床を六十二床に増やしました。

社会復帰とは就労して自立すること、と狭くとる当初の考え方は、患者さんの能力と就労先のミスマッチなどが起り、そのうち転換せざるを得なくなりました。そこでグループホームと共同作業所を核としつつ、自立した生活をおくることを目標とするようになりました。

そのうち共同作業所でもなかなか適応がむずかしい人々がたくさん出てきて、次第にグループホームかアパートに住んでデイケアに通所するということが統合失調症を中心とした社会復帰の目標になってきて、今日に至っています。凡そ五十年かかって統合失調症患者の治療と社会復帰・地域医療の一つのモデルを作ったことになります。

現在、病床数が六十二床、デイケアが二つあり、それぞれ五十人と四十七人の定員です。グループホームが四つ。定員二十人、これらはほぼ定員一杯で運営しています。このほか地域活動支援センター（旧共同作業所）と外来があります。外来は一日平均三十五人程度、以上が有沢橋病院の現況です。

自殺という重い課題

試行錯誤をつづけながら病院を運営し地域医療を実践してきたわけですが、その途次で多くの患者さんを「自殺」という形で失いました。自殺は精神科医にとっては患者さんからレッドカードを突き付けられるような衝撃です。精神科医の宿命として生涯この「自殺」という重い課題と向き合っていかねばなりません。

私は数年前から精神科医としての終活を強く意識するようになり、その中で私の臨床歴の自殺事例についてまとめて臨床医としての反省の糧としようという思いが強くなってきました。そして有沢橋病院での全自殺既遂例（入院・外来）を調べようと決心しました。これは自殺した患者さんへの鎮魂のためでもあるし、精神科医としての喪の作業でもあります。

自殺に関する研究論文、著書はたくさんありますが、研究者それぞれの立場で視点がちがいます。異常死を専門的に扱う東京都監察医務院から、自殺未遂者が運びこまれる救命救急センター、精神科病院、精神科クリニック（心療内科）など多くの施設で精神科医が自殺にかかわり、その結果を研究論文として公表しています。論文は多いのですが、自殺と精神障害がどう関係しているのかという基本的な問題についても、なかなか一定の見解が出ていないのが現状だと思います。それは主に精神科病院と救命救急センター、精神科クリニックとのちがい、都会と地方のちがいという社会的条件、つまり研究者である医師のフィールドのちがいからくるものです。

そのような意味では、私が今回行った調査研究のような一つの病院で長期にわたって入院・外来の全自殺例を全て調べた研究は今までありませんでした。従って今回の私の仕事は今までの自殺に関する研究報告とは全く別の視点に立って書くことになります。

それは長期の時間軸という視点です。

有沢橋病院の自殺事例の概要

私が有沢橋病院を開設したのは昭和四十六年（一九七一）、それから令和元年（二〇一九）末まで四十九年間の自殺既遂者総数は四十七名でした。これは入院・外来の全死亡者のカルテを私の記憶を頼りに照合して、カルテで自殺が確認できた人たちです。死亡が確認できても自殺かどうか確認できないケースは入っていません（図1）。

四十七名中男性二十六名、女性二十一名です。死亡時の平均年令は男性三十五・六才、女性四十五・四才で、男性が若いのですが、これは自殺統計では一般的な傾向です（表1）。

自殺時の治療形態は、入院中九名、入院歴あり外来治療中十八名、外来治療のみ二十名でした。

自殺方法は、縊死十四名、入水十二名、飛び降り三名、一酸化炭素中毒（車中練炭使用が多い）三名、急性薬物中毒二名、焼身自殺二名、轢死、頭部自己切断（電動のこぎり）が各一名でした。方法不明が九名あります（表2）。

自殺方法不明の人たちは、主に警察からの連絡に際して手段・方法を聞き洩らしたことによるものと思われます。

自殺方法は病院の立地条件によってことなるようで、東京都立松沢病院[1]の統計では縊死に

図 1　有沢橋病院　自殺患者年度別分布――外来・入院（1971 年～ 2020 年 1 月）

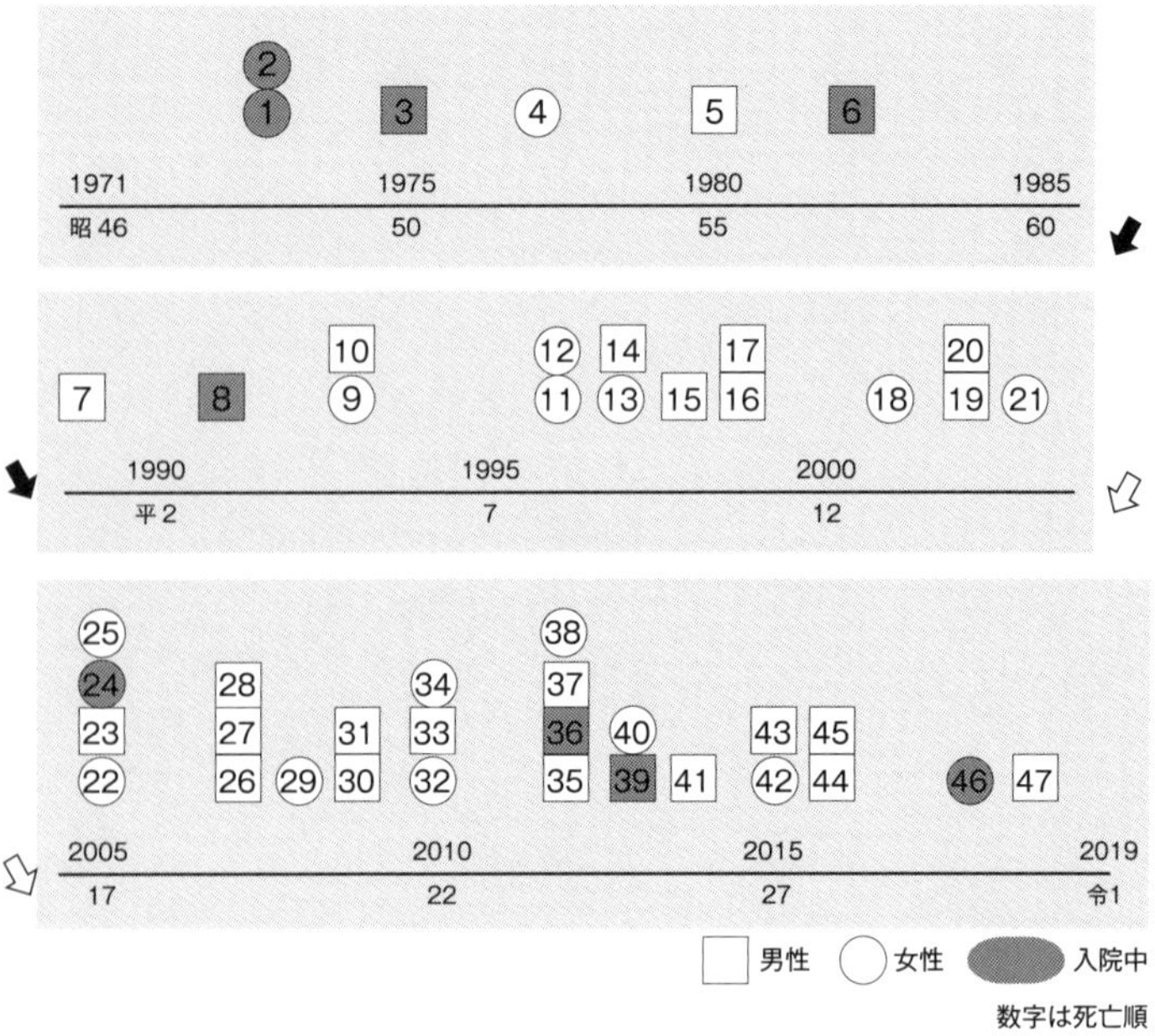

表 1　有沢橋病院　自殺既遂 47 例（1971 年～ 2020 年 1 月）

	自殺既遂	入院中（外泊中を含む）	外来通院中（入院歴あり）	平均年令
総計	47	9	38（18）	
男性	26	5	22（10）	35.6 才
女性	21	4	16（8）	45.4 才

図2　疾患別分類

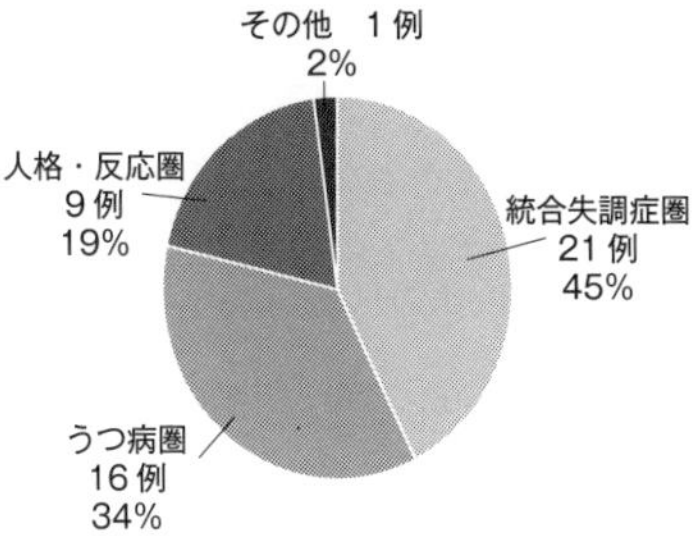

表2　自殺方法

縊死	14名
入水	12名
飛び降り	3名
CO中毒	3名
急性薬物中毒	2名
焼身自殺	2名
轢死	1名
頭部切断	1名
不明	9名

ついで轢死が多く、次いで入水が多いとなっています。轢死は病院のすぐ前に私鉄が通っていることによるもので、入水は院内にため池があることによるもののようです。また、都立墨東病院救命救急センターの統計[2]では、刃物による自傷、飛び降りが多くなっています。これは対象者が精神障害に限定されているわけではないので、少しちがいがあるのかも知れません。

疾患別では統合失調症圏二十一名、うつ病圏（双極性障害を含む）十六名、人格・反応圏（人格障害、適応障害、不安障害）九名、その他（脳器質性精神障害）一名でした（図2）。

年次別死亡数は図1の通りですが、一つの病院で五十年近くの間、自殺者のデータをみていると、自殺と社会・経済状況との関連性について自然に注意がむきます。

この表でわかるように平成八年から自殺ケースが目立っ

図３　有沢橋病院　新規外来患者（平成 18 年 1 ～ 11 月）

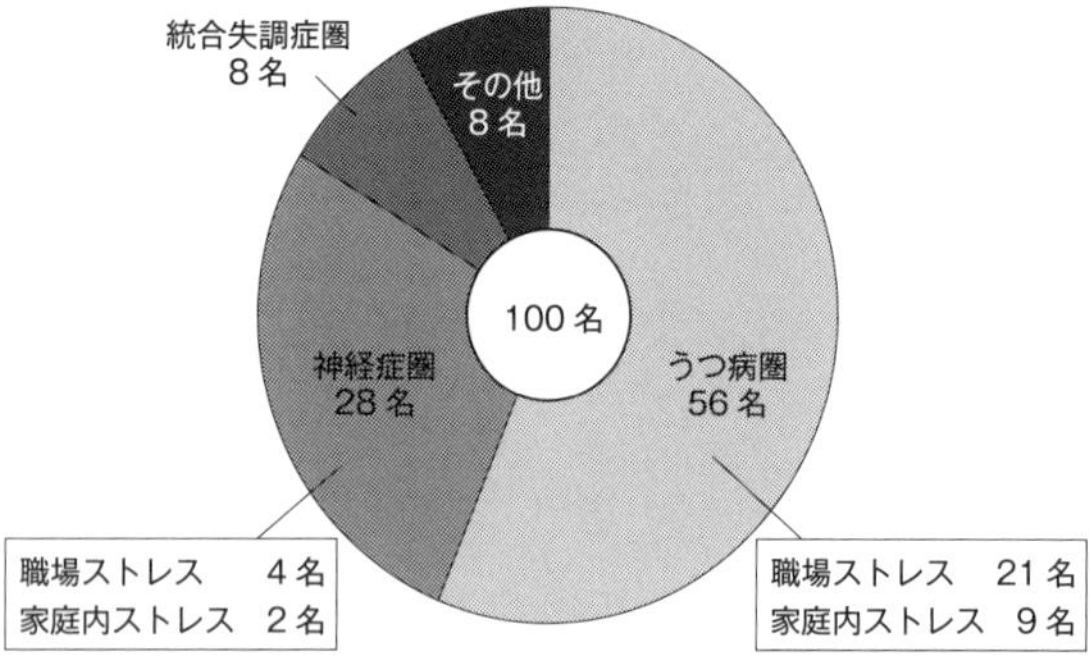

てきています。そして平成十三年（二〇〇一）を越えても増え続けているようにみえます。この頃は外来で患者さんを診ているだけでも、人々は疲れ悩み打ちひしがれていた暗い時代でした。

ちなみに平成十八年の有沢橋病院に新しく受診した人百名を分類すると図3のようになりました。

外来では統合失調症圏の患者さんは十%以下で、うつ病圏、神経症圏で大部分（八―四%）を占めています。ちょうど世の中は小泉内閣による規制改革がすすみ、新自由主義経済が企業に浸透してきた頃です。のちに就職氷河期として記憶される時代です。

精神科外来は、世相を映しているように思えます。日本の世相＝社会・経済状況はどうかわってきたか、それが自殺とどう関係しているのか、のちにまた詳しくふれます。

表３　自殺の原因

1. 家庭問題
2. 健康問題
3. 経済・生活問題
4. 勤務問題
5. 男女問題
6. 学校問題
7. その他

遺書等の自殺を裏付ける資料により明らかに推定できる原因・動機を自殺者一人につき3つまで計上することができる。

（警察庁による集計）

自殺の原因・動機

自殺の原因・動機については、自殺を考えている段階の「準備因子と、自殺を決行するときの「結実因子」と二段階に分けて考えるのが自殺学という専門分野では多いのですが、日本では一般的に警察庁生活安全局の分類がつかわれます（表３）。

その分類は家庭問題・健康問題・経済・生活問題・勤務問題・男女問題・学校問題・その他の七項から一人の自殺者につき三項まで選ぶものです。個々の自殺者の「自殺」という現象をなぞるだけの統計ですが、それでも大まかな傾向をつかむことができますので貴重な資料となっています。

自殺の原因や動機については、当事者が亡くなった後での検討になるため本当に正しいか否かはわかりません。しかし、ある程度の準備期間があって、その上になんらかの直接的な原因が加わって自殺行為を決行する、という経過は一般的に考えられるでしょう。

この準備期間を準備因子、準備状態あるいは自殺傾向と云う場合もあります。直接的な原因は結実因子、直接動機、直接の契機ともいわれています。

また自殺のファクターを時間軸ではなく、当事者を中心に社会的要因、生物学的要因、心理学的要因に分けて考えるという場合もあります。最近はより事実を正確に知ろうと自殺未遂者や、自殺者遺族に対する面接を中心に心理学的剖検法――病死の解明のために遺体を解剖するように心理を解き明かそうとする試み――も導入されて来ています。

このように自殺の原因、動機について分け方も方法もいろいろありますが、私は自殺に関係する要因を大まかに社会的要因と個人的要因に分けて考えたいと思います。個人的要因には疾病など生物学的要因と心理学的要因が含まれます。これらの要因のうちより直接的に自殺に影響を与えたと考えられるファクターを時間軸に沿って準備因子、結実因子と呼びます。

有沢橋病院のカルテは全部保存してありますので、私はまず四十七例のケースについてカルテを調べ、病状の「経過から自殺という結果が共感できるか否か」という視点を基準に分類してみました。

経過をたどって「共感できる」自殺は、社会的要因が準備因子として大きなウエイトがあると考えられ、「共感できない」自殺は、より個人的要因、つまり精神疾患が準備因子、結

表４　自殺に至る心の軌跡が共感できるか否か

	共感できる	共感できない
統合失調症圏 21 例	7	14
うつ病圏（躁うつ病圏）16 例	10	6
人格・反応圏 9 例	2	7
その他（脳器質性精神障害）1 例		1

実因子になっている、と考えられるからです。

その結果、自殺が共感できるケースが統合失調症では二十一例中七例あり、意外に多いと感じました。うつ病圏では十六例中十例が共感できるケースであり、これは予想通り多いと言えます。また人格・反応圏では生死の境を衝動的に越えてしまう短絡反応的な死が九例中七例あり、非常に目立ちます（表４）。

先の内閣府統計では、三十代以上では健康問題が「原因・動機」で大きなウエイトを占めています。次いで経済・生活問題があげられています（平成二十七年のデータ）。

しかし実際の事例では自殺の準備因子としては健康問題と経済・生活問題は密接に絡み合っていることは容易に想像できるところです。

第二章　統合失調症圏の事例の分析

統合失調症圏の自殺事例は二十一例で男性八名（平均年齢三十六・七才）、女性十三名（平均年齢四十一・五才）でした。うち入院中（外泊含む）自殺は男性二名、女性四名。婚姻歴は男性には全員なく、女性は七名に婚姻歴があり過半数を上回りました。

統合失調症圏の患者さんの自殺は、準備因子も結実因子もわからないことが多く、精神科医にとっても予期せぬときに突然起るという印象が強いのです。統合失調症の自殺は幻聴や妄想による自傷行為であって本当の意味の自殺ではないという考えさえあります。

ただ二十一例のうち一件の親子心中がありますが、これは母親である患者さんが、自分の子供が加害されると思いこみ、子供を守るために子供を道連れにして自殺しました。この場合、準備因子としては精神症状＝妄想があげられますが、結実因子としては母親としての強い保護感情といえるでしょう。

しかしいずれにしても、統合失調症圏の人の自殺には不可解なことが多いことは確かであり、私が主治医としてかかわった二十一例でもその過半数（十四例）は共感できない自殺例でした。つまり個人的要因による自殺が多いといえます。以下に事例を述べます。

「共感できない」事例

事例一・ふらりと現れてパッと自殺してしまった症例

風〇良〇さん（仮名）二十代後半女性 ①(注)

X年Y月二日付の彼女の手紙が残っているがその内容は入院していた某病院の男性看護師に結婚の約束を迫られ、承諾したが、それ以上なにも進展しない、どうしてよいかわからないというもので、この手紙を事前に受けとったか、来院して受けとったか記憶はないがともかく風〇さんは病院になんの前触れもなく来た。この人は、私がある大学病院で研究していた頃、同僚のM医師が受け持っていた統合失調症の患者さんで、顔見知りではあったが主治

（注）囲み数字は図1（八頁）中の症例ナンバー。以降同じ。

> 医ではなかった。
>
> 彼女が来院した目的も意図もよくわからず困惑したが、遠方なので帰すわけにもいかず取りあえず一～二日は預かるということにして入院してもらった。当時関東地方の病院に勤務していたM医師に連絡したところ、風○さんはM医師の入院治療をうけ退院し、病院近くのアパートに住んでいるという情報であった。少し落ち着けば帰ってもらうということにして正式に入院となった。
>
> 風○さんの精神状態は幻覚妄想状態で落ち着かずまとまりがなかったが、盛んに幻聴があり、しかも怠薬があることがわかった。しきりに「結婚する約束をしたがなんの音沙汰もない」とM医師の病院の男性看護師の名前を出す。「トミヤマさんの声ともう一人の声がきこえる」「薬は自分の必要な薬だけのんでいる」「薬を抜いたら頭がよくなった」などと言う。
>
> 入院六日目の午前、病棟のトイレの中で、トイレ扉の上枠に細紐を掛けて縊死しているのを発見。

風○さんが何故私の病院まではるばるやってきたのか（当時は列車で六～七時間を要した）、何故死んだのか、現在でも全く不可解なままです。心の休まる場所を求めていたのか、死に場所を求めていたのか、わかりません。今だに時に思い出しますが、M医師の許に安全に帰すことができなかったという自責の念がつねに起ります。

風○さんは有沢橋病院で自殺した最初の人になりました。

事例二・退院を目前にして死を選んだ症例

海○清○さん（仮名）二十代後半男性 3

中学卒業後「誰かがなにか云っているのではないか」「バカにされている」という考え＝関係妄想にとらわれ、旋盤工、板金工など転々と仕事をかわりあちこちの精神科病院にかかるがよくならず、二十代後半になったX年有沢橋病院へ入院。

海○さんは比較的よく話しをする人で、結構かくれタバコなどをして職員を困らせていた。しかし深刻に物事をつきつめて考える人ではなかった。

作業能力も結構高く、本人の要望もあり入院しながら外勤作業に出始めた。外勤先は本人の希望と合わないこともあったが、仕事の帰りに病院近くの酒店へ寄り一杯ひっかけてくることもあり、このような暮らしを楽しんでいるようでもあった。しかし「世の中いやになった」「何も面白くない」などということもありその都度、声をかけ見守っていた。

約三年の入院期間もすぎ、退院自立が話し合われるようになると、退院してやっていけるか、就職先があるのか、など心が固まらない状態がつづいた。

いつもの海○さんらしい悩みとし、少しばかりの不安ともいえる会話が何ヶ月もスタッフや主治医とつづいていて、何の変調も気づかれないある日、病棟の窓枠に紐をかけ縊死。


海○さんが入院していた昭和の時代の精神科病院は現在とちがって、「平均在院日数」という物差しはあまり使われず、今から考えると入院生活にまだゆとりがありました。本人の納得と家族の同意があればあまり気にせず長期入院がまかり通っていた時代でした。他方でこのような習慣を悪用する精神科病院も確かにありましたが、海○さんのように結構気ままに病院で暮らしている患者さんが多くいました。

しかしさすがに入院が三年も超えようとすると、社会的自立を促すべきだという治療者としての役割意識が強くなります。海○さんには自分の人生を肯定的にとらえられない傾向もあり、治療者としてのアドバイスがプレッシャーになったということも考えられます。しかし、これらを含めても自殺の準備因子とするには少し弱すぎるでしょう。事実、海○さんの自殺に至るまでの日には、沈んでいる様子も、打ちひしがれた様子も全くみられなかったのです。

まして直接自殺の原因と推定される結実因子は全く見当たりませんでした。

ただ、松沢病院の調査などでは、社会復帰活動の活発化とともに自殺が増加したといわれているので、海○さんの場合も、病院外での生活への不安が強かったのかも知れません。

事例三・荒廃した患者さんの思いもかけない自殺

広○元○さん（仮名）四十代後半女性 ㉒

中学三年の二学期、学校から「変な笑いをする」「泣いたりする」と連絡があり、家族に連れられてＸ年十月某総合病院精神科を受診した。この頃、突然独語があり幻聴と同級生Ｋ君への恋愛妄想があり、統合失調症と診断された。

同年末有沢橋病院初診となり幻聴、体感幻覚、恋愛妄想など多彩な症状があり破瓜型統合失調症と診断、外来治療を開始した。

服薬も素直に応じて、登校もでき外来通院のまま翌年三月中学を卒業した。五月末から怠薬があり「薬をやめたらひどくなった」「幻の夢がみえてきて夜ねむれん」といい、一旦抗精神病薬を変えて様子をみたがあまり好転しないため、Ｘ＋一年六月第一回入院。

入院は一ヶ月弱で短期間であったが、幻の夢と称する幻覚妄想——主に結婚と性行為に関する幻聴と性的感覚の体感異常——がずっとつづいた。しかし日常生活は、孤立的で無為的であることを除けば、やや子供っぽいふつうの女の子であった。幻の夢が下火になったところで退院となった。

第一回入院以降十代で四回入院歴があったが二十代以降は入院はない。この間幻の夢は次第に訴えなくなり、幻聴もあまり聞えなくなったが、母親を口汚く罵ったり少し感情鈍麻がすすんでいるという印象を与えた。

二週に一度外来通院をつづけて、症状を見守ってきたが年を経る毎に、身なりも汚れ、だんだん荒廃していく姿をみるのはつらかった。

家では本をみているというが、おそらく眺めている程度だったと思われる。「どんどん声も離れていく」と幻聴もあまり関心がなくなり精神内界が貧困化していくありさまがわかった。二十代後半は荒廃がすすみ周囲のことに関心もなくなり、自分のことも殆どかまっていない印象が強くなった。

三十代後半に入って「どうもありません」「幻聴はない」「毎日一緒のこと」というようになった。

次第に子供っぽく無遠慮になってくる。顔にヒゲが生えても気にする様子もなくいかにも人格水準が低下した印象を与えた。

彼女が発病して二十七年後のある早春の日、そんないつもと同じ印象を与えて病院から帰ったあと、家を出て入水自殺。


私が人格水準低下、荒廃状態と病状の最終段階まで見通したと考えてあまり注意も払わなかったとしたら、精神科医として怠慢のそしりはまぬがれないでしょう。統合失調症の慢性荒廃状態でも自殺がよく起るということはすでに先行研究でよく指摘されているところです。

準備因子も結実因子もあったとしてもおよそ広○さんの心になにも影響を与えないほど彼女の精神は重く淀んでいるようにみえました。彼女の死の一ヶ月程前に叔父が縊死したという事件がありました。このことが結実因子となったという可能性もありますが、真相は誰にもわかりません。全く私にとっても不可解な自殺でした。

藤森らによる松沢病院自殺既遂例の調査研究(1)では、一般に想定される急性病像悪化タイプより、慢性遷延型の自殺が圧倒的に多い（七十五％）となっていますが、それなりに症状は持続しているものの一応安定して経過している統合失調症患者さんが突然自殺を図るということは、あり得るのです。

事例四・病院の施設管理ミスが招いた自殺

山○弘○さん（仮名）二十代後半女性 ②

市街地を離れた集落に生まれ、中学を卒業して、ある工場につとめ、二十歳そこそこで退職して結婚。結婚当時は家事と野良仕事をしていた。結婚後しばらくして家族全員で富山市に転居した。子供もできてほぼ専業主婦の状況だった。

X年Y月義父が前ぶれもなく脳卒中で急死した。義父の葬儀では行動がぎこちなく夫の喪服を片付けられなかった。じーっと考え込んでしゃべらず、夫と義母のいる畑まで来てただじっと立っている。様子が変だとY月四日心配した夫と義母につれられて有沢橋病院を受診。外来診察の結果、統合失調症の亜昏迷状態と診断し、即日入院となった。

入院三日目に漸く話しが少しできるようになり「家のこと、実家のことが心配で、家がなくなってしまいそう」と極度に不安を訴える。

「私は小学六年の時からうつわの中に入っていた。私の今まで貰った仁義がうつわみたいものだった」「小学校の時から、人間が私にかぶさる」などと述べた。「操られている?」と聞くと「そう」と答える。

正しくは把握できなかったが自我の能動性が失われているように感じ、その結果人格変化感、被影響体験があると推定された。

入院七日目あたりから動きが活発になり、質問に答えるようになったがまとまりを欠き「自分はどうしても生きていこうと思っていたので、そこでなにかおかしくなった感じ」とふりかえった。

一ヶ月後つきものは感じなくなり、ねむいといってベッドにもぐりこんでいる。幻聴は否定。入院時は狐が憑いていた、ともいう。

X年八月、三泊四日の外泊では洗濯掃除などをこなし、落ち着いたので退院を視野に入れながら作業療法、レクなどに参加してもらっていたところ、ほぼ一ヶ月後のある日の昼「先生も狐が憑いているようだ」「(同室の)Sさんがよくなると自分がわるくなるような気がする」と訴えた。

「川へでも飛び込みたい」ともいったので看護師にはその旨注意しておいた。

しかし翌朝早く、厨房と病棟の出入口の扉から職員が眼を離した隙に無断離院。四日後に水死体で発見された。

山〇さんの死は私にとっても痛恨事でした。病院をつくって何年かたち、それなりに自信もついた矢先の事故でした。山〇さんが私にもらした希死念慮を病院全体で受け止めるべきでしたが、看護スタッフの対応と考えてしまったため、給食スタッフとの情報共有ができておらず、結果としてそのはざまで事故となったわけです。

ご家族にはどのように説明したか残念ながらカルテ、看護記録に記載はありません。病院側の手落ちと責める意見はありませんでしたが、この事故は私自身の管理者としての責任だろうと強く反省した記憶があります。

自殺念慮と自殺そのものは山〇さんの統合失調症が原因であると明確にいえる経過ですが、希死念慮に十分な対応をする責任は医療者側にあります。

ここまでの四例の自殺は統合失調症者のいわば古典的な自殺症例といってもいいでしょう。事例一の風〇さんも事例二の海〇さんも自殺の動機の推定が困難で、事例三の広〇さんに至っては、自殺するというエネルギーがどこに残っていたのか、と驚くほどのことでした。

山〇さんの自殺は防いでいれば主婦として家庭に復帰は可能だったでしょう。病棟管理ミスによる事故は精神科病院ではいつも起り得る問題です。開放的な病院運営の死角で、離院から事故（自殺）に至る可能性は常に注意しておかねばなりません。

次の二人の事例は長い間統合失調症に苦しみながらもなんとか自己実現を確立しようと種々努力をし（事例五）、あるいは家を支える責任を果たそうと努力した挙句、それが絶望的とわかったときに（事例六）自殺に至っています。自殺に至る軌跡が共感できる事例です。

「共感できる」事例

事例五・自己実現が挫折して自殺に至る

吉○美○子さん（仮名）三十代前半女性 ④

大学在学中に母親を事故で亡くし卒業の年に意味のないことをしゃべりまくり、二ヶ月程入院して落ち着いた。大学の卒業試験は受けたが卒業はできなかった。その後実家に戻り父親のすすめで各種学校へ通ううち、「自分の思っていることで、自分の身体がちがってくる」と身体変容感を訴え、父親が同伴して来院した。外来治療を継続中のX年十一月大量服薬し自殺企図と考えられたため即日入院。胃洗滌を施行し吐かせ、事なきを得た。

本人の述べるところではプロバリン六十九錠を一挙に服用したらしい。意識がまだ朦朧としている時に「生きたくない」とわめいていた。

混乱からおちついた時の面接では父親との職業観の食い違いが明らかとなり、

「父親は（彼女の）職探しはできないんです。かといって職安へいこうかというと『あんな労務者ばかりのところ、よせ』というし……」

「私が勉強したい時にさせておいてくれればこんなことにならなかった。本当は私の道があったと思うけれど、（それが）どんどん壊れていってしまうし……」

「何年いたって治らない。病院から出たいし、出れば死しかないし……」

「身体が動く、身体の長さ、中から動き、そういうものが違ってくる」

などと述べ、身体変容感、ボディイメージのたえざる変化を感じているようであった。

「身体の中に何人もの『私』がいて、出口を求めている感じ」も時に出現してくる。

精神症状としては自我の一体感がたえず揺らぎ、身体像の安定もなかなか得られない。そしてそれらの不安定性は全て（本来の）自分の道をみつけられないからだ――と彼女は意味づけていた。自分の道をみつけられないと、「死」しかないというのが彼女の基本的な考え方であった。

X＋一年四月、彼女はなんとか生きようと意志も固まって来たので第一回退院にいたった。同年のうちに、母校の大学で卒業試験を受けるという結論になり退院したわけである。

退院後アルバイトをしながら大学に顔を出し、同じ市に住む叔父夫婦が見守るということであったが、やや服薬が不規則になったという連絡が入ったあとX＋二年一月、再度大量服薬のため緊急入院となった。

今回も「生きる価値がない」という思いと他人にも評価される仕事に就かねばという自らに対する問いかけが彼女の心を押し潰していったのだと考えられた。ともあれX＋二年七月退院にこぎつけている。

退院後はある専門店で働き、これは彼女の自尊心を少し満足させ、売り上げ目標が上がったといっときは喜んでいたが、しかし気分の変動はあり、忙しくなりうつ的になることもあった。仕事も時に惰性で行っている気がして「今の仕事は空しい」と感じることもあり、生きがいのある自分の仕事を、と考えることが多くなった。

そんな日々が二年余りつづいたX＋四年八月公務員試験をうけたが成績は自分でもわるく不合格だった。九月、十月は来院せず心配しているうち「今日自分は死ななければならない」「兄弟に殺される」と警察に保護を求めたため緊急入院となった。

「自分の立場が（大学のある）街でも富山でもなくなってしまった」「自分は生きるためではなく死ぬために居る、と思い警察にいった」という。「鏡をみたら、弱った顔をしていた。

死ぬしかない、と思った」という。三ヶ月ほどの入院で、少し物ぐさなところはあったがいくつかの約束をして退院した。

退院後はブラブラとした暮らしぶりのようであったが精神状態は比較的安定していた。しかし約二ヶ月後、同居中の兄が肝疾患で入院し、この直後から動揺し「自分の噂が広がっている」とおびえ、「誰でもよいから嫁に貰ってもらいたい」と、苦境から脱け出すには結婚しかないと思いつめるようになった。

最後の受診から十日余りして投身（入水）自殺という報せを警察から受けた。


吉○さんの人生は自分が本来あるべき姿を追い求める旅であったと云えるでしょう。自己実現をめぐる葛藤です。それを阻むものとして父親があげられ、父親が非難の対象となるわけですが、彼女はあからさまに攻撃することはありませんでした。親に対しては愛と憎悪の両価的感情をもつことが多いのですが、彼女も同様だったのでしょう。その代わり、自分自身へ攻撃衝動がむかい、自分の人格や身体が変容し分裂します。そして自己実現のための心の動きは出口のない人格のうごめきとなり、次第に死の欲求となっていきます。そして兄の肝疾患の発病を契機として将来への不安が募りついに死へとジャンプしてしまったのでしょう。

統合失調症の自殺は全て不可解で共感できないわけではありません。私も今回の調査で意外に共感できる自殺が多いことに驚きました。次の池〇さんの自殺はその代表的な事例です。

事例六・「家」の責任を果たすべく努力したが失敗の末自殺

池〇満〇さん（仮名）四十代後半男性　47

高校卒業後、近県の大手機械メーカーに就職し、数年経って地元の建材メーカーに転職した。その頃から占いに凝り始め、しきりに独語を言って「自分は偉くなる」「うん」と一人で肯いたりする奇妙な言動がみられた。

入社して三年目、一月末に社員旅行で海外へ行き、帰国してから態度が荒く多弁になり「太陽はダメ、月にならねばならん」などと辻褄の合わない話しをするためX年二月〜三月にかけて約四十日間入院した。病状は回復し、会社に復帰した。

池〇さんはもともと大人しく内向的でまじめな性格だったので、復職しても会社では前のように元気が出ず、会社へいくのがつらくなりその年の八月に退職してしまった。そして九月より土建会社に転職。会社では建築の基礎工事の仕事をしてみたがこれも難しく感じられじきに辞めてしまった。

その後二～三のアルバイトをしたがX＋三年九月材木会社に入り製材工として働くようになった。ここでは忙しくなって軽い怪我を時にするようになった。その一方で見合いをしてデートをするなど青年らしい活動をしようと努力していた。

この会社で長く勤めようと考え、二十代終りに大型免許も取得したが、会社自体が金融破綻の不況下で解散という状況になり失職してしまう。

しかし運よく機械部品工場で働くことができ三十代を通して会社員として就労できた。この間女性との付き合いもなくその意味では寂しげであったが、それなりに満足していた。勤続が長くなると当然会社側からそれ相応のレベルの仕事が求められるようになり、仕事上、いらいらすることが多くなって、直属上司と衝突し、喧嘩をしてしまう。夜勤もふえ、社長から元気がないと注意されたりということが重なりとうとう辞めてしまった。

これはX＋二十年、発病二十年後のことであった。

退職前年に父親が脳梗塞を発症、これはそれ以降池○さんの心労のもとになる。

機械部品工場を退職後、職業訓練学校に通い、中小企業とはいえ名の通った土木工事会社に就職したが、ついていけず一年余りで退職。この間父親の病状も一進一退の状態で、彼はしきりに父亡き後を心配していた。

その後の池〇さんの仕事は、ほとんど技能の要らない土木工事、例えば造園、フォークリフト車の運転、内装助手、リフォーム会社の雑役などを転々とした。人当たりのよさと、まじめな態度で、実力以上に期待され、期待に沿うよう努力するがうまくいかず次第に期待が重荷になっていくという状況の繰り返しであった。これは統合失調症のために、細かいところまで気配りをしてバランスよく仕事をすることができなくなっているせいであると考えられる。統合失調症によくある能力障害による。

X＋二十五年、ついに父が死亡。葬儀の挨拶もすませたのち家出して行方不明となり、数日後、車中で練炭自殺をしているのが発見された。

池〇さんと私の二十五年にわたるおつきあいは自殺という悲劇的な形で終わりました。二十代の発病以前におそらく予兆として彼は世間一般からの圧迫感を感じていたと思われ、それに対抗するために「自分は偉くなる」と自らを鼓舞するかのような独語をつづけていたのでしょう。社員旅行で初めて海外へ行きその緊張と疲れから解放されて一気に発症状況が揃ってしまい気分の高まりを伴った興奮状態に陥ったのだと考えられます。

発病後の池〇さんは、初めは会社勤めもうまくいっていたようにみえましたが、次第に自分のできることと、期待されることのギャップに悩みます。

内気で人当たりのよい池〇さんは外来では表情も柔らかく会話も一貫して穏やかな人でしたが、病気の経過とともに、気付くのが遅く、気配りも足りないと自分でも悩むことが多くなり、これが怪我やミスに繋がってしまいます。これらの根底にある注意力を保ちつづけることの困難さは、統合失調症の基本的症状の一つで、いかんともし難いことですが、池〇さんにはなんとかしようとしてもどうにもならず、仕事を辞めることになります。

彼が四十代に入ってから目まぐるしく仕事をかわったのはこのような状態のためです。

そして次第に社会的にも経済的にも苦境に陥っていったのです。これが自殺の準備因子と考えられます。

四十代の統合失調症がもたらした苦境に加えて、父親の脳梗塞の発症が「家」の長男としての池〇さんの苦しみを一層強めたわけですが、おそらく彼は自分の不甲斐なさのせいと考えて、父親の死とともに家の責任は負えないと、死を選んだものと考えられます。父親の死亡が自殺の結実因子となったわけです。

発病から自殺まで主治医として見守ってきた私としては、全く痛恨事ですが、それにしても、彼の自殺への軌跡は痛いほどよくわかります。つまり共感できるわけです。精神科医としてはあれもこれも防ぐ手当てはあったのではないかと自責の念に駆られるわけですが、治療経過をあとで振り返ってみて初めていえることです。

事例三の広○さんで顕著だったのですが、著しい感情鈍麻と人格水準低下がみられました。彼女の場合そのことは全く自覚されることはありませんでしたが、事例六の池○さんでは悩みは深刻でした。一所懸命頑張ってもどうしてもミスが出てしまう、現場で仕事を任されてもうまくできない、ということで悩んでいました。

統合失調症では経過が長くなると人格水準が低下し情意鈍麻が進行することは精神科医にとってよく経験することですが、幻覚妄想よりも重要な所見です。統合失調症という概念をまとめたクレペリンは簡潔に「感情生活と意志の損傷」と表現しています。

私は統合失調症の過程とは「ある人を、その人たらしめている人間性が失われる過程である」と考えています。このことについては本書後半の統合失調症の問題（一三五頁）で述べますが、一部の患者さんは池○さんのように自分が失ったものに深刻に悩みます。

人格水準が低下し感情や意欲が鈍くなってくると患者さんの常識と周囲の人々の常識が合わなくなり、次第に患者さんは孤立します。家族にも疎まれることにもなります。

事例七・家族によるネグレクトの末の自殺

畑〇良〇さん（仮名）四十代前半男性 15

十代後半、同級生だったS嬢に恋愛感情を持ちしきりに手紙を出すようになった。S嬢の母親から注意を受け、このような行為は一旦おさまった。その後上京し一浪ののち某大学に入学。アルバイトをしながら学生生活を送っていたが、そのうち再びS嬢に手紙を書くようになり、S嬢の親から強い抗議をうけた両親が精神変調に気づき、二十代初めX年八月初診となった。

初診時、「パトカーがくる」「天井に隠しカメラがある」などとおびえ、幻聴、考想化声、考想伝播など多彩な症状があり、統合失調症と診断。直ちに入院になった。

約四十日間の入院で幻覚妄想は消え、表情は明るくなって退院となった。退院後、再度上京するかどうか本人の迷いはあったが、翌年家族の反対を押し切り上京。飲食店でアルバイトをしているうち、幻聴で自分の噂をいろいろいわれるのが聞え、縊首を図り帰郷させられX＋一年第二回入院となった。

第二回入院では「早く退院したい」と述べ自分の病気についての自覚が殆どなく、病室で寝ている姿が目についた。時々幻聴が強く現れて落ち着きがなくなり病院を抜け出したりすることもあった。「死んでしまえ」「足をチョン切る」などと具体的、指示的な幻聴も時々出現。仕事をしたいという願望はあるが、それにむかってなにかをするという努力は全くみられなかった。しかし入院二年目に入って表情も明るくなり、焦りも示さなくなった。幻聴の訴えも少なくなり、本人の希望もあり、当時積極的に試みていた外勤作業――病院外での就労――に通うことになった。しかしその間にも「嫌な予感がする」と家族の安否を心配することがあった。人気タレントの声で「ダメだ」という幻聴も時々きこえると述べており陽性症状がなかなか消えず、外勤先で被害関係妄想が出現して外勤作業はほどなく中止せざるを得なくなった。その後外勤先を運送会社の積卸しの仕事に変更した。そこにはすでに外勤作業を経て就労している退院者たちがいて人間関係も気にならず、精神的にも安定して外勤をつづけることができ退院ができた。この時二十代半ばであった。

　その後実家に戻り就労して、家族の支援をうけながら安定した暮らしを維持し、本人が仕事で受診できないときはよく母親が来院して状況報告と薬をもらっていった。退院二年後から薬を服用しなくなり、仕方なく母親が隠しのませをする羽目になった。本人が受診した時に薬をのむように説得するが、隠しのませをされているということは本人は知らないので、抗精神病薬の必要性について全く自覚がない。貯金が百万以上できたという安定した生活も就労四年目になろうとする直前になって辞めてしまった。仕事を辞めて数ヶ月、仕事を探すというが気に入った仕事がないなどといいつつ次第に無為的な生活ぶりになっていき、再度妄想気分が現れ、家族が自分の貯金を勝手につかっているという疑いのため母親に暴力を振い第三回入院となる（二十代末）。

第三回入院は二十代末から三十代初めまでの約二年間であったが、妄想気分は宇宙的危機となってマンダラ様の奇異な図を描き、時に幻想があると述べた。奇妙で衒奇的な素振りもみられた。第三回入院で家族の態度は一転して本人に対して距離を置くようになった。外泊は断られ、面会も少なく、面会時の家族の態度は素気なくなった。再入院時の事情を考えれば理解できるところであるが、本人はこのことに不満を募らせた。約二年の入院の後半は病院併設の共同作業所に出て簡単な作業をつづけ、家族の受け入れを働きかけたが結局拒否的であるため、止むを得ず半官半民の中間宿舎（グループホーム）に入居、共同作業所に通所することとなって退院した。

退院後の生活ぶりは、喫煙やお金遣いにしてもルーズでしばしばトラブルの原因となり注意されても改まらず、そんな生活が八年ほどつづいた。感情鈍麻のために物事を深刻に考えられなくなってきたのである。

中間住居をこれらの問題行動のため退去せざるを得なくなり、家族も同居できないと断ったため、民間アパートを探し外勤先として就労経験のある企業にお願いして採用してもらった。しかし彼は自分の能力に強い自信をもち、給与に不満をもったため転職を重ねた末、お金もなくなり、度重なる無心に家族の態度もますます硬化した。

アパートの自室はゴミで一杯となり、給料が入ればパチンコをし、食事も不規則で粗末になっていった。暇があれば「回転水平移動地球型探索船」の構想を考えている。仕事にだけはなんとか行っていたが、そのうち貯金を使い果たしてサラ金に大きな借金があることがわかった。会社の同僚を殴ったことを契機にX＋十八年十二月第四回入院（三十代後半）。

第四回入院時、仕事、サラ金など憂慮すべきことは一杯あるのに、表情態度とも楽観的で全て「大したことはない」という。幻聴も、空耳と漫才をしているなどとあまり深刻ではなくなった。入院期間六ヶ月弱で、やや自省でき、不十分ながら自活できると考えられたのでX＋十九年五月退院となった。

退院後は就労しても能力がついていかず、同年十一月からは就労できず、職安に通うもだめであるといい、半分ほど諦めている様子であったが翌年二月には職安へもいかなくなってしまった。仕方がないので病院のデイケア、共同作業所へ通所するように説得して通所を再開したが、きちんと通所する習慣はつかなかった。本人の催促で老いた母親が数千円ずつ生活費を持ってきてくれることがあったが、パチンコに使ってしまうありさまである。最終退院から一年余り経ったX＋二十年六月某日共同作業所を休んだため、内服薬を職員が持っていったところ、縊死しているのを発見した。

畑◯さんはもともとやや軽佻な人で、同じ失敗を繰り返して叱られてもニコニコして反省しているのか、謝っているのかわからないが憎めない人でした。病気が長引き、人格水準の低下とともに自制が効かなくなっていたのでしょう。一度大当たりしたパチンコにはまり、殆どパチンコ依存症のようになって借金まみれの果てに家族からも見放されてしまいました。自殺の準備因子としては統合失調症の人格水準低下による経済的困難、より正しくはパチンコ依存による経済的破綻です。また結実因子としては家族からきつい絶縁の意志表示があったかなかったか、真相はわかりません。

統合失調症圏では親子心中を精神科医として初めて経験しました。親子心中は自殺学では複数自殺として分類されます。しかし、わが国の多くの例では親と子が合意して一緒に死ぬというケースよりも、子殺しが先にあって親が後を追うケースが多く、正確には殺人と自殺から成り立っている自殺の一形態です。

事例八・迫害妄想に基づく親子心中

横○秀○さん（仮名）三十代後半女性㊳

高校卒業後食品商店などの勤務をへて二十代後半で結婚。男の子が一人いる主婦。三十○才時、X年二月「他人の視線が気になる」と述べ有沢橋病院初診となった。初診時帽子を目深くかぶりマスクを着用、いかにも他者の視線を遮るような防禦的ないでたちで、診察室に入ったとたん泣きくずれる。彼女は次のように述べる。

「数年前家を建てた。心の準備もなく夫の両親の干渉で意に沿わないなじみの薄い土地で家を建ててしまい、子供を保育園に通わせることになった。夫は長男なのに両親と別に家を建てたので、弟の嫁が自分たちを非難している。それが広まった。自分が非難の目つきで見られている。笑われている気もする。また子供がいじめにあっている」

強い被害感情を伴う対人恐怖と診断。統合失調症を視野に入れながら治療を開始した。通院は不規則であったが、不安が強く感情が暴発しそうになると受診する、という通院状況で病識は不十分であった。X年四月子供は小学校入学。

X＋一年に入り、被害関係妄想が強くなり子供の通学で、他人とかかわる機会がふえ、視線と他人の言葉が気にかかり、子供と同じクラスの子の母親がスーパーで自分をにらみつけている、夫は清掃会社の社名入りの車をつかっている。だから給料安いのに家を建てて、とあざ笑われている、などと述べた。このような不満、焦りを夫にぶつけるので、夫婦の間でしばしば暴力沙汰になることがあり、この頃から入院治療をすすめていた。しかし本人の同意は得られなかった。

X＋一年六月、子供の同クラスの母親たちが自分をつけ回すと追跡妄想が出現。誰も自分を助けてはくれないと診察室で号泣する。この時点で統合失調症の幻覚妄想状態と判断し、またかなり症状の展開が急なので、両親及び夫をそれぞれ別途呼び、病状の説明と服薬遵守の協力を求めるとともに、入院治療の必要性を説いた。しかし切迫した状況は理解してもらえなかった。入院治療については、本人の反発を恐れて両親も夫も同意はしなかったわけである。

「子供のことが不安。いじめなどどんどんエスカレートしているのではないか。それが心配」と心配が子供のことが主になってきており、X＋一年九月「自分が体臭がきつく子供に遺伝するのではないか。ヒトが怖い。外に出たくない。どこにも行きたくない」などと燃えつきたようなことをいうようになった。

同年二月某日受診後家に戻らず。数日後、子供と水死体で発見された。


横◯さんは精神医学的には注察妄想から追跡妄想となり、自分に体臭がある（妄想）のが子供に遺伝すると先回りして心配し、おそらく自分の置かれている妄想上の状況と子供の将来像が二重映しになって準備因子となり、そんな目に遭わせるのはかわいそうだという強い保護者感情が結実因子になったのだろうと推定できます。

この親子心中の報道は精神科医として初めてのことでもあり、衝撃的でした。親子心中はうつ病に多いとされています。横◯さんの場合、妄想の拡大によって次第に社会的に追い詰められていきました。このような状況下で時にはわが子を巻き込む悲劇が起ります。このような子殺しは決して容認できませんが、ここに示された母の強い愛はよく理解できます。私は彼女の心の軌跡には共感を覚え、もっと早く危険を予測して事件を防げなかったかと時折思い出しては悔やんでいます。

第三章　躁うつ病圏の事例の分析

次に躁うつ病圏の自殺ケースを記載します。躁うつ病の患者さんの自殺は統合失調症ほど唐突な印象はありませんが、それでも治療者にとっては衝撃が走ります。

躁病相を欠く「うつ病」のみの場合、うつ状態そのものは希死念慮を内包した病態といってもよいので、自殺についての注意は精神科医の日常臨床で不可欠です。私は初診のうつ病の患者さんには必ず「死にたいか？」「このまま消えてしまいたい気分はあるか？」ということを聞くことにしています。うつ病ではそれほど希死念慮が多くみられ注意が必要です。

うつ病圏の自殺事例は十六例で男性十一名、（平均年齢四十四才）、女性五名（平均年齢六十四才）です。男女で平均年齢が二十才ほど開きがあり、これはのちに述べる「自殺予備群」ともいえる人々が男性に多くなっているためです。

うつ病では死の選択が共感できる事例が多いのですが、以下に事例を述べます。

事例九・うつ病の経過そのものが自殺を招いた事例

川〇順〇さん（仮名）五十代前半男性 7

X年三月、四十〇才時初診。川〇さんは見るからにまじめそうな温厚な人であった。同年三月頃から「人に会いたくない」「仕事に出たくない」「死にたい」などとばかり考えるようになった。寝つきがわるく、中途覚醒もある。

既往歴として二年前に同様の症状があり、三ヶ月間ある病院に通院し軽快した。

X年三月勤務先の引っ越しがあったが、そのほか誘因らしきものはない。

うつ病と診断し、内因性のうつ病であると考えられるので、治療を継続することをアドバイス、外来治療を開始した。

五月中は「疲れる」と述べていたが仕事には行けるようになり、症状が軽快してからも通院し抗うつ剤の内服をつづけた。十月末、「いらいらする」「不眠がち」とまた調子がわるくなり仕事を時々休むようになった。このため一時、抗うつ剤の点滴を行い、職場に復帰した。

X＋一年前半は調子はよいが後半はややうつ的、心気的な状態がつづく。しかし勤務はできていた。「下肢の冷感、背中が寒い」「根気がない」「夢が多く熟睡感がない」などさまざまな訴えを外来で述べながらも時には仕事の関係先を忙しく廻ってあることもあり、外来で十分支えていける状態が八年間余りつづいた。X＋八年四月で治療中断。経過からみて一旦治療終結としてもよいと判断し見守ることとした。

翌年（X＋九年）八月末病状再発し再診となった。再診一週間後、湖畔の道路から車ごと湖に転落したと警察より連絡が入った。

川○さんは内因性うつ病、つまり労働条件が苛酷とか、家庭や社会でストレスが加わって心労が絶えなかったなどという外からの負荷、社会的要因がみられませんでした。もしそうした要因があったとしても発病の原因になるとは考えられないような状況の中で、自然にうつ的気分に陥ってしまうタイプのうつ病です。

私は川○さんの経過は相当慎重にみていましたが、九年余りの経過で川○さんが来院しなくなったため、一旦治療終了としたわけです。当分再発はあるまいと考えた私の判断が結果的に甘かったといえます。うつ状態のつらさから脱するための自殺と考えられ、うつ病の自殺の「共感できない」事例と考えられます。

事例十・身体の苦痛からうつ病本来の生の絶望に至った事例

潟○節○さん（仮名）八十代前半女性 ⑪

富山に生れ育って富山に在住していたが現病発症のため一時娘の住む某県に転居療養した。しかし病状が捗々しくないため夫の許に戻り治療することとなり、転居先の主治医からの紹介でX年九月初診となる。

症状は時々不安な気分がおそい、心悸亢進、過換気発作があることと過敏性大腸様症状があり体調不良感が強く、死の不安もあった。

「舌が渋柿をたべたように気持ちがわるい」などと心気的な訴えもあり、外来での治療を開始した。少量の抗うつ剤、抗不安薬を投与し、不安については専ら森田療法に沿って、「不安は精神交互作用によって大きくなるものであり、不安は不安としてあるがままに受け入れること」という考えを基本とした精神療法を行った。

外来通院は十五年間つづいた。この間、多少好転する時期もあったが概ね心気的、漠とした体調不全感が続いた。しかし死の恐怖を伴う不安発作はなかった。心気的で「お腹がぐずぐずする」「ねむくて身体がだるい」（薬物に起因するものではない）「気分は憂うつ」、時には「順調です」という言葉もあったが長続きしなかった。また「つらいけど草むしりはできる」「夫の食事はつくれる」ようになった時期もあったが長続きせず、基底には心気的な訴えと不安は絶えずあった。このような状態に根本的な変化はなく寛解期をみないまま、X＋十五年六月骨折し整形外科へ入院。以後治療中断となる。

二年後（X＋十七年）骨折より回復し再診となる。抗うつ剤、抗不安薬は骨折で入院した病院で投薬されていたとのことであったが、かつての心気症状は残遺的にはあったものの、気分的に全てが厭でならない。テレビ、新聞も胸が苦しくなり見る気分にならない。夫がいると気疲れする、などうつ症状が強く訴えられた。入所した施設が厭で逃げ出した。夫がまた自分をそこへ入れるのではないか、とやや猜疑的でもあった。

この受診を最後に失踪。海岸に本人の履物があったのが発見され、入水自殺と推定された。


潟○さんは初老期に入って発病したうつ病でした。当初は家庭を含めた状況因性のうつ病と考えられたため、近県に住む娘の家族と同居して病状の回復を図りましたが、同じような不安発作を伴ううつ状態がつづいたため、結局夫の許にまた戻ることになったわけです。潟○さんのうつ病は、身体的不調感が具体的で頑固で、症状をなんとかして医師に理解してもらいたいと熱心でした。これはうつ病を発症しやすい性格、執着性格、メランコリー親和型性格（後述）によくみられることです。体調をたえずチェックし、舌の感じ、お腹の具合をそれこそ毎日毎日確認せざるを得ません。だから、前に向って一歩もすすめなくなるわけです。

私はこのような症状を治そうと努力するより「そのまま」認め「従容として受け入れる」ことが一番大切なことだと外来で説き続けましたが、十五年という長い年月をかけた治療も、根本的には彼女の性格をかえることはできませんでした。

たまたま骨折治療で、私の手を離れたこともあって、二年間抗うつ剤だけを服用し続けていたわけですが、頑固だった心気症状と不安感は消えその代わりうつ病本来の、全てが厭になり新聞、テレビもみる気にならないなど、心にブレーキがかかった状態（抑制）が表面化してきたのでした。心気症状と不安を主な対象とする精神療法は「生」を強く意識させる効果がありましたが、精神療法の支えがなくなると生を意識させる手がかりは全くなくなり、うつ病本来の生きることへの苦悩が彼女の心を占めるようになりました。最後の受診は、今生の別れのための挨拶だったような気がします。

事例十一・頻回のうつ病エピソードの末院内で自殺した事例

河○忠○さん（仮名）七十代初め男性 36

山あいの小集落で生まれ、中学卒業後しばらく建設作業員として働き、二十代半ばから小さな運送会社の社員として二十五年間勤め定年退職した。

性格は温和でまじめ、気が小さく口数も少ない。

X年七月（三十代後半）ねむれない、疲れ易い、気分は憂うつで仕事も億劫になったといって有沢橋病院初診。特に誘因もなく内因性うつ病と診断して抗うつ剤を投与。以後再診はなくほぼ二年後、道路の拡幅工事のため立退きを迫られたことをきっかけに再びうつ状態になった。第二回エピソードも短期間外来治療を行い軽快。五十代半ばにも仕事内容が替わって三度目のうつ病エピソードがあり、これも比較的軽く短期間で軽快した。

六十代に入って町内の役職の当番となりこのことが重荷となって四度目のうつ状態に陥った。憂うつ気分と浅眠が主症状でいつもの如く外来治療を開始した。病状は速やかに改善したがこのエピソードの後ずっと外来治療を継続することとなった。六十代後半、健診を受けたがその結果を心配する余り希死念慮が現われて妻に「死にたい」というようになったため急遽入院とした（任意入院）。入院一週間後に不眠、希死念慮も消え、入院十一日目で退院となった。

第一回入院後、第二回（六十代末）、第三回（七十代初め）いずれも一ヶ月程度の短期入院を繰り返している。特に第三回入院は縊死未遂のところを妻に発見されて受診した。

発症以来三十五年目の春に入り「調子がわるい」「夢をみている感じでピンとこない。何か変です」「落ち着きがない」「ねむれない」と述べた。訴えが切羽詰まっている印象で、不安焦燥が強く抗うつ剤、抗不安薬の調整で対応を試みたが縊首行為があったため第四回入院とした。

入院は自殺の危険を考え閉鎖病棟への医療保護入院としたが、入院時殆どしゃべらず、表情も硬く、抗うつ剤の点滴も自己抜去するありさまであった。入院翌日シャンプー液を呑んだりしたため、隔離室に転室し入院三日目に会話が可能となり隔離解除し、午前中に元の病室に戻した。午後脳波検査をした後から再度不安焦燥感が強くなり、看護師がしばしば訪室して不安解消につとめていたが、午後四時すぎ、ベッド柵にタオルを結び縊首、呼吸停止状態で発見された。救命処置は効果なく死亡。


河〇さんのうつ病はＩＣＤ–10（国際疾病分類）では反復性うつ病性障害と分類されるう

つ病ですが、通常の考え方では乗り越えられると思われるささいな障害が、本人にとってはとても乗切ることが困難と感じられます。そのため比較的軽い誘因で再発を繰り返します。うつ病の心理の核心は「死」のテーマです。うつ状態の極期では河○さんのように死ぬことばかり考えています。河○さんも例外ではなく、最善を尽くしましたが、防ぐことはできませんでした。

ただ医師としての反省として、脳波検査の後、急に不安焦燥状態が強くなったので、以前のエピソードの時のように検査結果が恐ろしくなったのかも知れません。すぐ検査結果を報らせればよかったのかも知れません。

ここにあげた三人の事例はうつ病そのものが死への準備因子、結実因子であったと考えられ、患者さんを取り巻く周りの様子（状況）もそれほど強いプレッシャーになるほどのことはなかったと思われます。しかし元来の資質（性格）のために周りで起る全てのことが重大なことと受け止められることが多く、それが自ら死を選ぶきっかけになったのだろうと思われます。

ここでみられる性格（メランコリー親和型）は秩序正しく仕事に熱心で、借金にしても罪についても決して背負うべきでないと考える、絵に描いたようにまっすぐであろうとする人々でした。

次の事例は、社会的にも家庭的にも追いつめられて死に至った共感できる事例です。

事例十二・優秀な官僚が現実を直視した末の死

上○良○さん（仮名）三十代後半男性 10

某国立大学を出て某省庁に入省した官僚だったが、入省間もなくうつ状態で発症した。三十才前後で躁病相が出現し、軽躁状態で度々逸脱行為があり、周囲に迷惑をかけていた。躁状態のため三十代前半にある病院へ約三週間第一回入院をしている。

X年（三十代半ば）二月、服薬中断。このため躁状態が再燃し、再び誇大となり云う事も態度も偉ぶったようになった。子をもうけていた妻との関係も悪化した。父親が事態の沈静化を計るために、祖母の病状悪化を理由に郷里へ連れ帰った。しかし行動はおさまらず、飲み歩きホテルに泊まり金遣いが荒く、誇大で大言壮語する。挙句盛り場で誰かに殴られたらしく顔面に皮下出血をつくっている。とうとう警察に保護され、警察官同道で同年七月入院となった。

入院は拒否するが、病棟に案内する際には特に抵抗はなかった。妻が手続きのために病院へ来ることを拒否、妻の連絡先も不明のまま父親の同意で医療保護入院とした。患者にはもともとつきあっている人がいたが、本人の出世を見込んだのか現在の妻が割り込んできて結婚したといういきさつがあり、妻の失望が大きかったのであろうと推定された。

入院後は気分昂揚がつづき「○省の上○だ」と勤務先の省庁を口に出して電話をかける。女性の部屋に平気で入って行く。顔面、身体の受傷跡は？ときくと「スナックでお金を払わなかったらやられた。無抵抗の抵抗だ」という。思い上がった尊大な態度が目立った。拒薬がある。「弁護士に会い人権救済の申立てをする」などと、自分の言動についての現実検討ができない。このような状態が一ヶ月余りつづいていたが、二ヶ月目に入って漸く言動が穏やかになり、これまでの自らの症状経過について客観的な把握ができるようになった。退院間近になって、「将来のことを考えると自信がない」しかし「そんなに滅入っていない」ともいう。しかし妻子とは連絡がとれず、やや不安そうであった。X年十月に退院、勤務先とも相談の上、職場に復帰する時期も決まった。あとは妻との生活がどうなるかという課題が残った。

東京の宿舎へ戻ったが妻子はすでに住所を移してしまい誰もいない状況であった。その数日後一旦家に帰り父と昼食を外で摂ったのち、一人で家に戻り縊死を遂げた。

上○さんの死は躁うつ病（双極性障害）の誇大でエネルギーと希望にあふれた躁状態から絶望と不安の淵に立たされるうつ状態への往還がもたらした死です。しかしその背景には彼の気分昂揚がもたらした軽はずみな行動への深い後悔と、そうした彼への拒否反応を示した妻への抗議の意味もあると思います。

事例十三・家族から排除されつづけついに死を選んだ例

松○信○さん（仮名）五十代前半男性 33

初診時四十代前半、当時の主訴は「気が滅入って沈む、食欲がない、ねむれない、朝おきると厭なことが頭の中に入ってくる」など定型的なうつ状態であった。

高校を卒業後地場産業で真面目に働き、結婚して子供も二人できた。共働きの妻と協力して家も建てたという、典型的な着実で真面目な生き方をしてきた。

就職して十数年たち、会社が能力主義にかわり自分で目標を設定し、その達成度を数段階で自分で評価しなければならなくなってから職場の雰囲気もかわり、次第にうつ的になってきた、という。

うつ病と診断し外来治療を開始。うつ的気分、厭世感は多少軽減された程度で通院が途絶えたが翌年抗うつ剤のまとめ飲みをして救急搬送され、総合病院精神科に二ヶ月余り入院し、その後再度有沢橋病院外来へ転院した。

転院して会社に復帰後、比較的難易度の高くない職場に変えてもらった。しかしいつまでもそこに居るわけにはいかないという焦りも強かった。その頃、会社ではリストラの話しが出ており能率給に移行して、上に行くか契約社員になるかの分別が進んでいたからである。

当時は派遣労働が自由化され、小泉内閣が「改革なくして成長なし」というスローガンで新自由主義経済を加速させていた時代であった。労働現場では松○さんのような変化があちこちで起っていたのである。とうとう彼は契約社員に降格され、会社を辞めることになった。

不況のため転職もうまくいかず、二種免許を取得したが、タクシー会社にも入れず、委託配送の仕事に就く。金銭的にも追いつめられ次第に家庭不和となり、妻との別れ話しになってきた。しかし外来場面では著しいうつ的気分変調はなく、比較的冷静に淡々と仕事に携わっているようにみえた。しかし退職して数年後、妻子を置いて家を出ることになり、仕方なく単身でアパート暮らしをすることになった。

一人暮らしをし始めてから、気分は不安定となり、特に正月休みなどの独居生活は耐えられないようで、時にパニック様発作の症状で救急受診することもあり、なんとか家に戻りたいと妻と掛け合うも、埒があかないようであった。松○さんの妻は主治医に面談にも来ないので、本人の話しだけでは、状況がよく理解できなかった。とにかく同居は頑なに拒否されていた感があった。

四十代後半時、早朝覚醒と不安感、焦燥感が強く「なにをやり出すかわからない」と衝動性の高まりが出て入院を希望したため、有沢橋病院第一回入院となった。入院後漸く睡眠がとれ、却って入院生活がストレスになると訴えることもあったが、間もなく落ち着き、一ヶ月余りで退院となった。退院後三週間で仕事に復帰したが、不眠、不安焦燥が再び出て衝動的な自殺企図も予測されたため第二回入院となった。入院の症状経過は第一回と同様であったが、この入院中に会社から退職を示唆されている。退院後はアパートに引きこもりがちな生活であったが、ローンは通常通り引き落とされるため、兄弟に援助を求めてしのいでいた。このため親類縁者からも次第に疎んじられるようになった。翌年妻から離婚の申立てがなされ、不安焦燥が悪化して第三回入院（一ヶ月）。その後も妻とは調停が成立せず本人の申入れはことごとく拒否された。

このため精神的にも身体的にも調子がわるく単身生活では危ないと考えられデイケア通所をすすめた。通所しているうち腹部自傷行為（自殺企図）があり総合病院外科へ緊急入院となり、引きつづき有沢橋病院へ第四回入院となった（X年十月）。

第四回入院では、主治医として兄弟たちは十分同情的、支持的でありサポートをしてくれること、決して孤立していないことなどを繰り返し述べた。また不安焦燥状態の主要な原因となったと思われる離婚問題に決着をつけるようアドバイスをした。本人は家族、ことに子供たちと別れることへの不満、不安が強く、強引にも家に帰ると主張しており、これに対して兄弟たちは、退院して万が一のこと（他害行為あるいは自殺企図）があったら困るといい、このような状況はほとんど変化はなく、退院は延び延びになっていた。ただ、入院三ヶ月後には不安焦燥はなく冗談をいうほどに回復した。X＋一年五月に入り離婚の話しは傍らに置いて就職をすすめるという助言を受け入れX＋一年六月漸く退院となった。

しかし同年六月には妻との話がどうどう巡りの状況となり本人もまた不穏となったため一ヶ月で第五回入院となった。同じことの繰り返しで、殆ど状況に進展をみないままX＋一年十二月退院した。松〇さんの優柔不断ぶり、あるいはこだわりで同じパターンの繰り返しという状況のため家族の足も段々遠のく印象があった。

退院後はパートで運転手となり曲がりなりにも勤務はつづけていた。度重なる入院で兄弟も殆ど連絡をして来なくなり、孤立感を深めていたが病院へは真面目に通院し、不安焦燥感が高まると抗不安薬の注射をし、なんとかやり過ごしていた。それなりに安定した生活が軌道にのったように考えられた。

しかしX＋四年三月より「生きる気力がない」と仕事を休みアパートに居るようになった。イライラしてタバコばかり吸うようになったので、抗うつ剤の点滴を開始し、病院からも兄弟に支援を求めた。しかし面会にくる兄弟はおらず、四月、五月は生きているのが嫌になったといい、ボーッとしてコンビニ弁当で生きている、と外来受診時に述べていった。その数日後、自宅近くで車中排ガス中毒死しているのが発見された。


松○さんの治療を担当した九年間は金融破綻（平成九年）に始まりリーマンショック（平成二十年）につながる平成の不況の時と重なります。経済は先が見えず、大卒求人倍率は一を切り、就職氷河期とよばれていた時代です。企業は能力と効率を求め、労働環境は厳しさを増す一方でした。そんな中で松○さんは必至に生きようとしましたが、生真面目な性格のため時代に適応できず経済的に追い込まれていきます。これが松○さんの準備因子です。

この経済状況が夫婦の人生設計を狂わせ、離婚、家族との別居という孤立状況に陥りました。社会的にも家庭的にも孤立した状況が彼の自殺の結実因子といえるでしょう。自宅近くでの自殺は松〇さんの家族への抗議のアピールとも考えられます。

社会経済状況と密接につながっているうつ病圏の自殺については第六章で詳しく述べます。

第四章　境界例（ボーダーライン）の事例

私はいわゆる境界例（ボーダーライン）といわれる次のような人たちの自殺も経験しました。それぞれ深刻な苦しみの挙句の自殺だっただろうと想像したいのですが、彼、彼女らの苦悩が伝わって来ないのです。命を粗末に弄んだ末に死んでしまった、という感じさえします。

事例十四・自殺試しの末に死亡した事例

立〇安〇さん（仮名）二十代後半女性 ⑱

高校卒業後、一年浪人して地方の某私立大学に入学するが、学生生活になじめず一年で退学。その後店員になるが一年たたないうちに退職する。退職して間もなく水商売に入りそこで知り合った年が随分違う定職のない男と同棲しはじめた。祖父母がかなり厳格な人で、何回も本人を迎えにいきその努力で一年たって家に戻ってきた。その後食料品店に勤めたが、そこで男の店員と親しくなり男性の住居から出勤するようになった。年上の同僚に「男の酒を止めさせなきゃ」といわれ、自分ではそれもできず、食料品店を辞めた。しかし男とは会っていた。この頃不眠、過呼吸発作があり三ヶ月ほどある病院へ外来通院をしていた。

翌Ｘ年八月有沢橋病院外来初診となった。当時の彼女の状態は情緒不安定で、自分の思い通りにならないと怒りだし、男のところへいかねばならぬと家を飛び出そうとする。他方で退屈感もあり時々リストカットをするという日常であった。

面接では表情はよく、接触もわるくはない。思路もまとまっており病的な印象はない。外来では抗うつ剤を投与して受容的、支持的に精神療法を行ったがあまり病状の好転はなく、すさんだ生活を続けているうち、レイプされ妊娠、人工中絶をしている。このように荒れた生活をしていてもなにか空しく「楽になりたい」と時に考える。仕事に就いてもだるい、ねむれないといっては休み、挙句に辞めるというサイクルに陥入る。規則正しい生活がなかなか送れない。そして次第に家で荒れ放題、したい放題の生活となって、Ｘ＋一年十月大量服薬をして通院が中断となった。

Ｘ＋二年九月リストカット、大量服薬あり「死にたい」と訴えるため第一回入院となった。第一回入院時には「テレビで自分のことを言っている」「自分の考えていることが筒抜けになっている」などと述べ、関係妄想、考想察知など統合失調症に特有な症状が一過性に現われた。

入院後、煙草の要求、缶コーヒーの要求など間断なく看護スタッフに要求し、要求が通らないといらいらと窓を叩き悪罵を投げつける。そうかと思うと一転して退院したいと哀願したりする。周囲を巻きこみ、攻撃と哀願を繰り返す。気分易変と、自己中心的な物の考え方、他者を自分の思い通りに動かしたいという操作的な態度が目立った。

父親によれば、「全て年寄り（厳格な祖父）の意見で事を運んでいく。父親のいうことをきかない」状況だったという。父親不在、支配的な祖父の存在という家庭内の問題も明らかになった。入院させても良くならないという祖父母の退院圧力に負けて、両親が退院を申し出たため、本人の自己洞察が全く深まらないまま一ヶ月余りで退院とした。

退院後しばらくは家事手伝いをしていたが間もなく昼夜逆転の生活に戻り、リストカット、自室の二階から飛び降りたりしたためX＋三年三月〜六月第二回入院。

第二回入院時の状況は基本的には第一回と変らず、昼夜逆転の傾向があり苛立ち、感情の起伏も激しく、めまぐるしい気分変動がつづいた。祖父母に対する両価的感情も目立った。

基本的には内省も深まらないままであったが、気分変動が少なくなり落ち着いたので同年六月退院となった。

退院後は一時デイケアに通所したが、なじめずすぐ辞めてしまい、いつもの家庭生活に戻った。外来通院は継続していたがX＋四年三月リストカットと大量服薬のため第三回入院となった。

第三回入院時はある程度の信頼関係もできていたため前二回より相当深い面接を行うことができた。彼女の内省も今までになく深まり、生活態度も以前の入院時とは打って変り、ここでの生活が楽しいとさえ言うようになった。「自分は小学校のころ成績がよかった」「高校に入ってから駄目になった」「点数とってないからなんなのよう」という気分になり「自分の青春は中学まで」とも述べた。そして今は「前が見えない。空しい、空虚感のみ」という。気分的には無快楽感《アンヘドニア》が支配的で、これから脱するために、自己破壊を含めたいろんな衝動行為が出現するのである。

これらの内省をふまえ、しばらく外勤作業を経験し、世の中の仕組みをある程度学習した上でX＋三年六月退院とした。

ただ、外勤作業先でカッターナイフで自傷行為をしたり、自分が嫌いで自己否定感が強いことがなお今後の治療課題であろうと思われた。

第三回入院から退院してからの生活は基本的には変わらず、家事を一人前にやろうとしてみたり、就労しようと努力をしたり、デイケアに数回通ってみたりしていた。そしてX＋五年になり、祖父母とのちょっとしたやりとりから手首自傷に至り同年二月、大量服薬してそのまま死亡に至った。

立○さんは境界型人格障害と診断できますが、このような状態がどうして出て来るのかについてはさまざまな考え方があります。男子ですと暴力によって家庭が崩壊寸前まで行くことがあります。父親に対する憎悪のため父親が別居せざるを得なくなることも、また家庭を守るために本人を家庭外のアパートに住まわせる場合もあります。家庭の中の病理を問題にする考え方もありますが、本当のところはよくわかりません。

ただ確かに言えることは父親に暴力をふるい母親を奴隷の如く支配しながらも患者さん本人は非常に苦しんでいるということです。苦しみの主たるものは人生の目標がみえない、生きる目的がわからない、ということです。なにをしても空しいという毎日の空虚感に耐えられない姿です。このために無謀な衝動行為に走るわけです。立○さんは不幸な転帰をとりましたが、別の事例では心の荒野をさまよいつつも、結婚して子供までなしたのに、その家庭を自ら破壊してなお人生の目標を探しつづける人もいます。

「境界型」という考え方が精神医学分野で出てきたのは今から半世紀以上前（一九五五〜五六年）です。境界とは何と何の境目なのか、精神科医でもとまどうような病名ですが、もともとはアメリカで神経症の患者に精神分析療法を数回行うと精神病症状が出て来る患者さんを指すための用語でした。精神病をきたし易い性格と神経症を起し易い性格とちょうど中間の位置なので境界というふうに名づけられたといういきさつがあります。当初は潜在性の統合失調症のタイプだろうと考えられてきましたが、研究がいろいろ発展して人格障害との関係や発達障害との関係など、精神医学分野ではいろんな学説があります。問題を複雑にしているのは多くのケースで家庭関係の歪みがある場合が多いことです。よくいわれるのは父性の欠如――実際に不在か不在がち、居ても影が薄い――と母親の過剰反応――過保護、過期待――です。

行動が激しくかわるために人格が分裂（スプリット）しているという解釈もあります。精神科医にとっては大変むずかしいタイプの患者さんです。手首自傷や自殺企図は演技的な色彩が強いといわれていますが、立○さんは演技が行き過ぎて運悪く死亡したのか、覚悟の自殺だったのかはわかりません。日常臨床でこのような死を突然迎えるということもあるのです。

診断名が同じでも臨床的には立〇さんほど繰り返し家族を巻きこむ多彩な逸脱行為や過激な衝動行為はなく、しかしある時卒然と死を決意して確実に実行してしまう若者もいます。

事例十五・本当の自分との出会いを求めてシンナー中毒に陥った事例

高〇洋〇さん（仮名）二十代初め男性　6

X年九月、十代終りに初診となっている。「立ちくらみがある」「疲れて集中できない」と訴え、大学に入学して半年ばかりになって寝てばかりいる、という。気分は憂うつで、死にたいと思うこともある、と述べた。

大学に入学してからシンナーを吸引しているといい血液検査をして欲しい、「結果がわるければ死ぬ」と思いつめた表情で言う。血液検査をしても何ら異常がなく、外来通院で治療を約束した。

「シンナーを吸うと少し深い潜在意識が出て来る。夢と現実が半分ずつ位の世界になる」と述べ、シンナーは手放せなくなり、これはもう「自分でコントロールできない」と述べた。シンナー依存症であった。

当時詳細な「手記」をくれたが、その記載からは心の空虚感、自己同一性障害、自我分裂体験（スプリッティング）などの症状がうかがわれた。シンナーについては中学一年頃よりシンナー嗜癖があり、これによって社会に反抗しているという快感を得て、自己の内面を破壊していた、などとも述べ、シンナー嗜癖への罪悪感はあまり感じていない。

あるアイドル歌手への過度の傾倒が目立ち自分の手造りの彫刻を公演の舞台に投げ入れて、交流を求める声かけをして全てが終わったと感じ、「危機は去った」と述べた。その後通院間隔がのび翌年二月（X＋一年）アルバイトをしているとすっかり元気になって外来に姿を見せる。

しかしX＋三年九月、両親がシンナー吸引の事実を初めて知り、相談のため来院した。

その二日後に本人は両親とともに来院。シンナー吸引による意識レベルの変容があり独語があり流涎もある。明らかに依存の域を脱して中毒症状を呈していると思われたが本人は全くその自覚を欠いていた。

シンナー嗜癖などは治療が困難で入退院の繰り返しになりかねないので私は入院治療は極力避けていた。本人は友人と下宿を一緒にして見守ってもらうというので、しばらく様子を見ることにした。しかし全く効果はなく夜中にシンナー酩酊状態で帰ってくるという両親からの報告で止むを得ずX十三年二月医療保護入院とした。

シンナー吸引の回数も酩酊度もエスカレートしており、身体もやせ顔色も悪い。罪責感がなく内省がみえず、自己中心的で捨て鉢な態度が目立った。外来通院時の「危機は去った」と安心したように言ってくれた時とは全く打って変ったような態度だった。

入院後は離院企図がしばしばあり、このため隔離をすることが必要となった。このほか手首自傷もあり、また隔離室の換気扇にシャツをひっかけて首に巻こうとする演技的とみえる自殺企図もあった。

後で知ることになるが、家族の面会は特に制限しなかったため、父親は頻繁に面会に訪れた。その度に父親は厳しく本人を非難し責めていたらしい。

同年四月Y日父親の面会があり相変わらず本人を難詰。Y＋一日花見、Y＋二日コーラスに参加。特に変った様子はなかった。Y＋三日早朝離院に気づく。離院方法は不明であるが、施錠をしていなかった浴室の回転窓（約十五センチ開く）が疑わしかったが特定できなかった。

五月某日水死体で発見された。


大学入学後のうつ的気分変調は、かつては入学試験のプレッシャーから一挙に解放されて起る一過性の状態（五月病）が話題になったことがありますが、この事例は決して一過性ではなく、生きる目標喪失という人生を賭けた課題解決の試みでした。当時の目標としてアイドルへの傾倒と手造りの影像を舞台に届けることで一旦は充実感で満たされたのですが、その後は心の空虚さとの戦いだったのではないでしょうか。その戦いに命を賭けるという生き方をするわけですが、事例十四の立〇さんのように命を弄ぶというほどにないにしろ、命が軽く考えられている感じもします。シンナー乱用は自己破壊そのものです。

このような心理を無視して乱用そのものをいくら非難しても問題の解決には全くなりませんが、ただ父親には大学生にもなった息子のシンナー乱用という明白な愚行がなんとしても許せなかったことは容易に想像がつきます。後になって考えると、病院としては父親に思う存分叱責の場を提供したようなものでした。彼の死の準備因子は境界型人格障害によくある生きる目標の喪失、そして心の空虚感です。結実因子は父親の度重なる叱責にあったといえるでしょう。

第五章　平成の自殺急増期と新・自殺予備群

有沢橋病院の自殺者数は平成八年以降急に増えています。それは外来患者数が増えたために数が増えただけで自殺率そのものは変わっていない、という考え方もあるでしょうが病院開設以来二十五年で十名の自殺者があったのに対して、その三分の一にもならない平成八〜十五年の七年間で自殺者は十名になったのです。自殺者総数四十七名中、平成八〜三十年の二十二年間の自殺者は三十五名（七十六％）でした。この増加は単に外来患者数の増加という要因で片付けるわけにいかないと思います。

ちなみに日本の自殺数は平成十年に三万人を超え、これが平成二十三年までつづいたわけですが、私はこの十四年間を「平成の自殺急増期」と呼びます。有沢橋病院の自殺者と全国自殺者統計を重ねると、一〜二年のずれはありますが殆ど重なります（図4）。この要因はなんでしょうか。

全国自殺統計と有沢橋病院のデータがほぼ平行して増加を示していることは多分同じファクター、つまり同じ社会的要因が根底にあると考えられます。

精神科病院の自殺データは全国データに加えられているわけですが、現在の精神科病院は狭い意味の精神病者だけを治療しているわけではなく膨大な精神疾患患者を対象にしています。勿論その中には社会的要因による疾患も多く含まれます。

また、能力障害という点に注目すれば、精神病の人たちも一般的な社会的弱者と全く同様に社会変動の影響を非常に受け易くなります。平成の自殺急増期の原因を考えるには、小さな精神科病院の自殺例の解析も大変役に立つと思われます。

私が職場環境の変化とうつ病の問題、それが自殺につながる一つのルートにもなっているということに気づいたのは平成十年代半ば頃からです。そして外来で職場環境を聞き、就労状況、家庭環境などに注目するとある類型的な状況が明らかになってきました。これが本章の「新・自殺予備群」ととりあえず私が呼ぶ人々です。事例とした中核例は主にうつ病圏とすべきですが、ここでは事の重大性から独立した一群としてまとめました（表5）。中核例の周辺グループとして主に統合失調症の能力障害の人たちを加え、社会変動による自殺リスクの高い精神障害の一群を類型化したわけです。

図4　新・自殺予備群

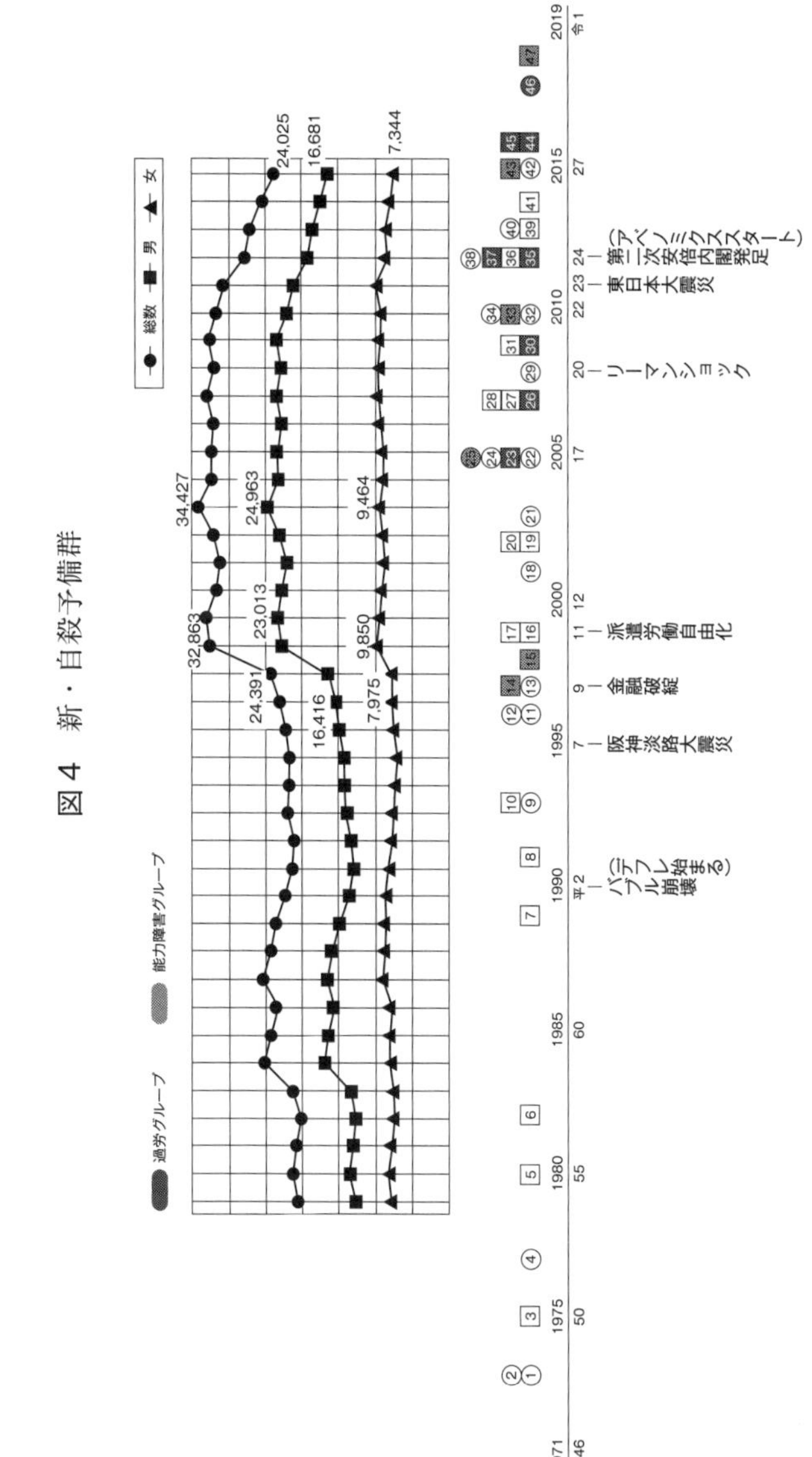

資料：警視庁「自殺統計」より厚生労働省自殺対策推進室作成

表5　新・自殺予備群

		症例 No.	性別	死亡時年齢	死亡年	婚姻歴	診断	準備因子	直接因子
過労グループ	1	23 (16)	男	32才	2005	既	うつ病圏	過労	
	2	26 (17)	男	31才	2007	未	うつ病圏	過労	
	3	30	男	30才	2009	未	うつ病圏	過労	腰痛
	4	35	男	37才	2012	既	うつ病圏	過労	転職の悩み
	5	37 (18)	男	34才	2012	既	うつ病圏	過労	
	6	44 (20)	男	46才	2016	既	うつ病圏	過労	
	7	45 (19)	男	38才	2016	未	過換気症候群	過労	

（平均年令35.4才）

		症例 No.	性別	死亡時年齢	死亡年	婚姻歴	診断	準備因子	直接因子
能力障害グループ	1	14	男	51才	1987	既	統合失調症	能力障害	
	2	15 (7)	男	40才	1988	未	統合失調症	能力障害	家族によるネグレクト
	3	25	女	58才	2005	既	統合失調症	能力障害	
	4	33 (13)	男	53才	2010	既	うつ病圏	能力障害	家族に排除された
	5	43	男	37才	2015	未	非社会性人格障害	能力障害	辞表を受理された
	6	47 (6)	男	47才	2018	既	統合失調症	能力障害	父親の死亡

（平均年令47.6才）

（ ）内は本文中事例番号

すでに亡くなった人を「予備群」とするのは用語の誤りのようですが、これらの人々は自殺予備の間に助けられたはず、という意味で予備群といっています。

新・自殺予備群――過労グループ（中核グループ）

事例十六・過密、過重労働と責任感の末に自殺した事例

魚○治さん（仮名）三十代前半男性 23

X年二月二十五才の時に初診。国立大理系学部を出て二年間の修士課程を修了。地元では名の知れた機械メーカーに入社して一年目の終り頃から調子がわるくなり受診。性格は内向的だが几帳面ではないと本人は述べた。

初診時主訴は「対人関係で緊張する」「ぎこちなくなる」「赤面する」であった。

気分も沈んで、仕事もやる気がないと述べる。仕事は機械設計だが忙しくて土曜日も休めず、普段仕事が終わって帰るのが九～十時になる。

診断はうつ的気分変調を伴う対人恐怖であった。

仕事を減らすことを中心に生活を見直すことをすすめ、抗うつ剤を使用、うつ状態の改善

を図った。

抗うつ剤が効いて五月頃には元気になり対人恐怖もなくなり、表情も明るくなった。しかし九月に入ると仕事に忙殺されて残業が増え、このため体重が三キロも減少してしまう。朝七時に出社して夜八時か九時まで仕事をするという生活が続くと再び対人恐怖が出現。忙しさのあまり通院も滞りがちとなった。

その後数年間は会社の受注状況により超多忙という時期から暇があるという時期もあり、両極端の状況があった。県外の得意先工場への出張も多く、時には海外への長期出張も入り、忙しくて疲労困憊しているということもあった。会社での労働環境は全く変化のないままなんとか仕事は続けていた。X＋六年初め、親の反対を押し切って、やや年上の離婚歴があり二人の子供を養育している女性と結婚した。そののち治療中断となった。

主治医としては、会社の状況に応じて柔軟に対応する能力がついたと考え、伴侶も得て孤立も避けられると予測してX＋六年「このまま様子をみる」という判断をしている。これは通常統合失調症など再発のおそれの強いケースでは行っている治療中断時の電話連絡をしないということである。しかしこの判断は甘かった。

ほぼ一年後のX＋七年一月、彼は表情も暗く、憔悴しきった姿で再び外来を受診した。

「不眠、動悸がある」「集中力がなく、自信がない。判断ができない」「十二時に寝て午前一時に目覚めてしまう」「自分では背負いきれないものを背負っているという責任感がある」と述べた。これは家族についての責任と、現実にその責任を負えない自分とのギャップからくる重圧であろう。「死にたい」と初めて述べる。かつての対人恐怖はすっかり背景に退いてしまっていた。

最後に本人から渡されたメモには「もう駄目だ。パニックになって何もできなくなる」「死にたいと思う。今すぐにでも」「来週再来週と重要な仕事が入っています。どうにかできなければ、今後どうにもならなくなります。追いつめられています」と書いてあった。

環境を変える、つまり①妻と別居し母の家に戻る、②入院する、③会社を休む――の提案をしたが、同意を得られなかった。自殺の危険が高いと判断されたので、三日後に妻の同道を求め、同席して面接をした。同様の提案をしたが「仕事」を理由に頑なに入院を拒否。面接した四日後に警察からの連絡により自殺を知ることとなった。

彼のカルテを読み返しながらまざまざと当時のことを思い出し、主治医としての力量のなさを感じて未だに後悔しています。

責任感の強い真面目な青年が、会社の命じるまま懸命に働きそのためにうつ病を発症し倒れていったのです。彼の言葉からは命令されたという言葉は一言も出てきません。あくまで職場の中で自らの意思で働いている、という形式で語られます。会社への過度の同一化です。彼の発言からはこのような実態を放置しておく「会社」についての問題意識は全くみられないのです。ここが大きな問題だと私は思っています。

事例十七・過労を強いられ休業も妨げられた末の自殺

下○隆○さん（仮名）三十代初め男性 26

高校卒業後ＩＴ関連会社に入って十二年目、Ｘ年十月三十才で初診となった。

主訴は不眠。一年程前から調子がわるく、あるクリニックで投薬をうけ、三ヶ月ほどで一旦よくなったが、また調子がわるくなった。気分が落ち込む、憂うつ。仕事のことを考えるとねむれない。ねても三回ほど起きる。目覚めると気分がわるく、朝会社にいくのがつらい、と述べる。希死念慮（死にたい気持ち）はないという。性格は真面目、社交性はないという。

うつ病と診断し、外来通院と服薬が必要であることを伝えて外来治療をはじめた。

外来治療をつづけるうちに職場環境がだんだんわかってきた。仕事にはノルマが課せられ、今は二人でやる仕事を一人でこなしている状況で、そのことがなかなか認めてもらえず、上司に叱責される。そんななか、外国人の研修生が二人来て、通訳は一日で引き上げていき、その二人を相手に自分の仕事もこなさねばならない。「一杯一杯になり苦しい」と述べる。投薬により睡眠は改善され、十一月には応援者が来て少し楽になったと述べる。

翌年に入っても基本的に職場環境はなにもかわらず、次第に退職を考えるようになる。休職しようと上司に相談すると「休業は了承できない――頑張れば（会社に）来れるレベルではないか」と説得されたりしていた。しかし、不眠傾向はつづき、喫煙量も増えX＋一年六月やっと休職の診断書を出した。約六ヶ月の休職で、漸くうつ状態を脱し安定したと思われ、本人も復職を希望。復職可の診断書を出し、面談に来た会社上司にくれぐれも過労を避けるように話し、X＋一年末より復職した。復職後再び緊張感・不安感が高まり、不眠も出現。X＋二年二月縊死。

この患者さんについては自殺のおそれについての切迫感が伝わらず、不眠の再発はなんとか外来治療で改善できると甘く考えていました。また、家族には特に支援を求めるほどのことはないと考えられましたので家族も受診については全く知らないと思われます。主治医としての失態といわれても致し方がなく、今だに後悔の残る事例です。いずれも過労死が大きな問題となる以前の平成十年代の事例です。平成二十年代半ば、過労死が社会問題としてとり上げられはじめた頃から、私も立て続けにこのような事例を経験しました。

事例十八・残業を断れず自殺に至った事例

中○幸○さん（仮名）三十代半ば男性 37

X年一月初診。昨年夏頃から気分が落ち込み、何もする気分にならない、うつ病ではないかと思って受診した。死にたいという気分もあると述べる。

現在の会社に勤めて十年、この間結婚もして子供も一人できた。仕事はコンピューター関連の仕事で、考えがまとまらず、集中できないが頑張って出勤している。仕事は忙しいし夜も遅い。

本人の見立てと同じく、うつ病と診断し薬物療法を開始した。しかし三ヶ月たっても少し睡眠はとれるようになった、食欲も出てきた、などと多少症状の軽快はみられるものの、病状の改善は捗々しくない。半年経っても仕事はきつい、死にたい気分は少しある、といいながらも出勤しつづけていた。時間外労働は一ヶ月四十時間以上あり、ソフト開発に従事している。一時残業を減らしてもらって調子は少し上向いたが年末にまた忙しくなり、残業は六十〜七十時間に及び、翌年にはまた気分が落ち込む。X＋一年四月には調子がよくないながらも休むこともできず、出勤していた。その三週間後に車中で縊死の状態で発見された。

この患者さんの場合はのちに身内の方が面会に来られ、家族の嘆きを聞くことになったわけですが、主治医としてもっと休職あるいは入院を強くすすめるべきであったと後悔しています。

同じ時期に経験した次の事例は中○さんの事例と少し違いますが、現在の日本の社会の一断面を象徴していることでは、中○さんの事例とかわりはありません。

事例十九・苛酷な労働で過換気発作を起しついには自殺した事例

村○利○さん（仮名）三十代後半男性 45

高校卒業後土木会社へ就職したが六ヶ月で辞め、アルバイトをへて建設会社に就職して十二年目になる。

性格は内気だが、几帳面さはないと本人が述べた。

X年一月三十代半ばで初診。主訴は「息苦しい」であった。会議中心臓がバクバクして途中から息苦しくなる。このようなことは一年程前従業員二十人ほどが集まって安全大会を開いている時に初めて起り、その時は会場から脱け出しておさまった。しかし、その後も朝礼の際に時々起る。過換気になり、汗がにじむ。この患者さんには、他人の視線が気になる視線恐怖、赤面恐怖もあったが、今は過換気症状を治してもらいたい、と述べた。

診断は対人恐怖を伴う過換気症候群である。

本人には病名を伝え、基本的には苦手な場面に対する心構えを習得することが大切であるとして森田療法の要点を伝えた。応急的には発作の予想される場面の三十分ほど前に安定剤を頓用するように、安定剤を十錠渡した。

初診以来八ヶ月後のX年八月、「薬をのんだら（発作は）大丈夫である」と述べ、このような対処方法で乗り切っていけると考えられた。X＋一年一月同様に再受診している。

しかしその年九月再診したときは様子がちがっていた。「発作は起らないが眠れない。一ヶ月前から急に一～二時間しか眠れなくなった」と訴えた。「仕事はどうにかやっている」ということであった。この時はH医師の診察日で、睡眠薬が追加処方されている。カルテ記載からは、経過がガラリと変った印象である。

　この再診の一週間後に家族が来院し、前回受診した二日後に家を出て行方不明であるとわかった。母親には調子がわるい、病院へいくといって出て行ったらしい。その二週間後に縊死状態で発見された。

　このケースでは県外に住む姉が不審に思い調べたところ一ヶ月百八十時間にも及ぶ残業が判明した。過換気症候群で片付けてしまったことが悔やまれる。

事例二十・二ヶ所の管理業務の激務の末に自殺した事例

市〇幸〇さん（仮名）四十代後半男性 44
　高校を卒業してすぐ現在の会社に就職して三十年近くになり、管理職の立場である。

　X年十一月初診。

　主訴は不安、憂うつ、食欲がない。

　現在は元の会社から出て新設の別会社の工場責任者をしている。今年七月に新工場ができ、元の工場と新工場の立ち上げとで仕事が倍以上に増え帰宅は午前になる日が続き、休日は一日中寝ていて子供の相手もできない。会社では昼食も満足に取れない有様で、次第に不安でいらいらとして食欲もなくなり、一ヶ月で体重が七キロ減少してしまった。もう飛び降りてしまおうと思ったこともある、と述べる。過労によるうつ状態の診断で一ヶ月の休職をとることとして診断書を書いた。

十二月に入ってやや気分も和らいだが、責任感から早く復帰しないと、という思いを語った。復帰は早すぎるとなんとか思い止まってもらい、年明けから復職することとなった。しかし復職日前日、正月休み明けに飛び降り自殺をした。

ここに紹介した事例十六〜二十の五名の例はいずれも職場環境の問題が大きな要因になっていると思われます。

平成に入ってから働く職場の状況が変わってきたのです。職場ではほとんど例外なく長時間の時間外労働があり、人によってはノルマがあり、ノルマを達成するだけならまだしも、言葉の通じない外国人労働者を指導しながら自分の仕事もこなす、という神業を強いられています。しかし彼らは上司や、会社に向って決して「ノー」といわないのです。必要な休業をとることとさえためらっています。

これらの人々への私の精神療法の要点は、いかに仕事へ向かうエネルギーの本流の勢いを削ぎ遊水池へ誘導するか、ということです。しかし彼らにとっては言葉では理解できても実行することは困難でした。休業の診断書を書いても実際に会社へ提出しない人もいたくらいです。

この五事例はいわば新・自殺予備群の中核例とも言うべき人々ですが、いずれもうつ病圏と診断できる人たちです。

少し専門的になりますが、「笠原・木村のうつ病分類[1]」ではI型が多く、一部III型も含まれます。臨床診断では「神経症性うつ病」と診断されるケースが多いと思います（事例十六、十九）。

笠原・木村のI型は、病前性格の特徴が比較的はっきりしていて、メランコリー親和型性格、執着性格と呼ばれていますが、事例で示したようにここでは、あまりよくわかりません。初診時に本人から一応きいていますが、例えばメランコリー親和型を日常用語で表現すると、几帳面、勤勉、強い責任感となりますので、普通の日本人は自分をこんな風に思っている人はいないと思います。性格について初診時の面接ではなかなか本当のところはわかりません。

私はむしろ、中核例の人たちの性格特徴は仕事（会社）に対する態度によく現われていると思います。それは職場（企業）と自分との過度の同一化です。同一化は対象（企業）を自己のうちに取り入れて自らのものとすることですが、企業の行動が自らの行動指針となってしまい企業のやり方に批判的に距離をおくことができなくなります。

メランコリー親和型性格の主要な標識に対他的秩序愛があげられますが、これを笠原は「他者との関係を円満に維持しようとする配慮」ととらえています。私は中核例の人々に「休業」をすすめると殆ど全ての人々が「みんなに迷惑をかける」と躊躇します。同僚に迷惑をかけ円満な関係が崩れることを先ず考えてしまい、しばしば自分の健康を損ねることさえ考慮されなくなります。そして時には死の淵を覗くまで仕事を続けるわけです。このような行動は中核群の人々の性格特徴をよく現していると思います。

中核群の人々のうち初診時に家族を含め他者を伴ってきた人はいません。全員一人で来院しています。これは「精神科」受診を家族を含め誰にも知られたくないからだろうと思いますが、受診前の様子が普段通りで、周囲の人々の関心を全く惹いていないためとも考えられます。例えば幻覚妄想患者さんにありがちな言動の異常は全くなく、同居している家族も全く異変に気づかないのでしょう。

しかし彼らの心の中では、死ぬこと、このような日常から消え去ることを望む重大な心の変化が起っていたのです。

こうした状況の背景には患者さんたちの社会的孤立があると私は考えています。会社の上司、同僚や家族とも話せない、十分な意思の疏通のない状態だったのであろうと考えています。中核例七例のうち生前に主治医が家族と面談したのは事例十六のみ、他に職場の部長が面談に来た人が一例ありました。本人の自殺あるいは失踪後に主治医として家族と会った事例が二例でした。中核例七例のうち家族と何らかの接触があったのは三例ということになります。これをもって孤立していたという根拠にすることはできませんが、少なくとも孤立していなければ死のサインは周りで接する人に何らかの形で受け止められたのではないかと思います。

経済的には調査したわけではありませんが、全員正規雇用で相当な時間外勤務をこなしていたと考えられるので、経済的にはゆとりがあったと考えてよいでしょう。少なくとも金銭的に追い詰められ、貧困が自殺の結実因子になった例はありません。ここが次に述べる新・自殺予備群の別のグループとは大きく異なるところです。

このような自殺例について、本人に問題があるという考えは採れません。繰り返し同じパターンの事例が現れてくるのは職場のあり方、その背景にある企業そのものの問題なのです。病根は企業そのものにあり、企業が体質を変えざるを得なくなった日本の社会・経済状況そのものが大きな問題だと私は思っています。このことが本章で私が最も重視することです。中核群については問題の所在を明確にするために、新・自殺予備群「過労グループ」と呼んだ方がより適切でしょう。

新・自殺予備群――能力障害グループ（周辺グループ）

新・自殺予備群のうち中核群・過労グループは会社と自分とを同一化するあまり社会・経済状況に過剰適応しようとして疲労困憊した末に自殺に至ったのに対し、精神疾患による能力障害のために次第に社会の中で振り落とされ経済的にも困窮した果てに自殺に至る人たちがいます。これらの人々の多くは私がその死が共感できる、と述べた人たちです。具体的には事例六（二九頁）、事例七（三四頁）、事例十三（五三頁）の患者さんです。

このグループは六名でいつの時代にもある事例にみえますが、有沢橋病院では平成九年の事例（五十一才男性、症例[14]）が第一例でした。平成十年代に入り事例七と五十八才女性（症例㉕）の二件があり、平成二十年代に事例十三、三十七才男性（症例[43]）、そして一番新しい事例六がありました。

これらの人々は必死に適応しようと努力した結果、生きることの困難さを悟り自殺したと考えられる人たちです。事例七は家族から見放され、ネグレクトともいえる放置がつづき仕事がみつからないまま縊死しています。平成九・十年あたりから日本では精神障害者が生きるには大変厳しい状況になってきたと感じます。ちなみに平成九年は金融破綻が起り山一証券、北海道拓殖銀行が破産した年です。精神障害者を含む社会的弱者といわれる人には大変生きづらい時代になったわけです。

これらの人々の自殺は過去においてもあったのですが、社会全体に弱者を抱えこむ余裕がなくなってきたことが感じられます。第二章で述べた事例六・池○さんの例は代表的な例です。統合失調症の後遺症としての能力障害から仕事のミスが目立ち転職に追い込まれたケースです。私は彼との面接で仕事の現場でいかに細かく正確な仕事を求められているかを知って驚きました。「雑な」仕事は一切許されないのです。企業には型（フォーム）が決まっていて、それに嵌らないものは排除される仕組みができ上がっているのです。池○さんはどこへいっても型に嵌らず転職を重ねて、自信を喪失し、ついに死を選んだわけですが、このようなタイプの自殺者が中核群の周辺には多くいると感じています。

第六章　平成の自殺急増期——その背景と新・自殺予備群の人たち

異常事態の出現

日本の自殺者数は戦後昭和三十年代と昭和六十年代に増加した時期がありました。昭和三十年代のピークは昭和三十三年で自殺者数二三六四一人、自殺死亡率（人口十万人当り自殺死亡数）二十三・三、昭和六十年代のピーク昭和六十一年は自殺者数二五六五七人、自殺死亡率二十一・〇でした。

昭和六十年代のピークをすぎてから平成九年（一九九七）まで自殺者数は約二万二千人程度でしたが平成十年には三万人を超えたのです。自殺死亡率は二十六・〇となり、ピークの平成十五年（二〇〇三）には自殺者数三四四二七人、自殺死亡率は二十七・〇（男四十・一、女十四・五）となったのです。

このような自殺者の急増はわが国が初めて経験する異常な事態でした。結果的にこの異常な状態は十四年間も続いたのです。この未曽有の長期にわたる高い自殺率を示した時期を「平成の自殺急増期（平成十〜二十三年）」と呼びたいと思います。

この自殺率は世界的にみてロシアや旧ソ連圏の国々、韓国などと並ぶもので、日本は世界で最も高い自殺国の一つに入っています。

どうしてこのような事態になったのか、日本の社会になにがあったのか、考えねばなりません。

自殺に関係するファクターに個人的（非社会的）要因と、社会的要因があることは先にも述べました。個人的要因には精神疾患などがすぐ思い浮べられますが社会的要因については多岐にわたり一つの方向性を導き出すのは大変むずかしくなってきます。

しかし、平成の自殺急増期には、社会的ななにかが起って、そうでなければ死ななくてもよかった人々がたくさん自殺した、としか考えようがありません。いわば日本の社会に地殻変動が起っている、そのために多くの人が犠牲になったと考える方が自然です。

多くの人々に自殺を強いた社会的要因はなんだったのでしょうか。

全国統計と有沢橋病院集計の類似

有沢橋病院の自殺例の年度別分布とわが国の自殺統計を並べたのが先の図4（七一頁）です。有沢橋病院では平成八年から年間複数の自殺者が出ていますので、全国統計よりやや先行している感じがしますが、全国統計とほぼ平行型になります。僅か六十二床の小規模病院の集計で全国の動向を推測することは統計学的には無理がありますが、私には国レベルの自殺者増と有沢橋病院の自殺者増の背景・本質は同じであると考えています。

それは、新・自殺予備群として先に述べたような人々が国レベルでは膨大な数になり、その一部の人たちが実際に自殺に追い込まれていったと考えるからです。

新・自殺予備群のキーワードは「孤立」「過重労働」「社会的格差」といっていいでしょう。孤立・過重労働は中核・過労グループの多くにみられ、社会的格差・孤立は能力障害グループの人の多くにみられます。

日本の社会では平成八〜九年頃から多くの人々が自分の置かれた社会的、経済的状況に悩み苦しんできました。その苦しみは有沢橋病院の同時期の患者さんに通底する苦しみでもありました。

社会的要因は非社会的要因を作り出す

社会的要因と非社会的要因（個人的要因）は互いに独立したファクターではなく、中核群・過労グループの事例でわかるように個人の病理を発症させ、悪化させます。決して個人の病理が先にあるわけではありません。

過重労働によって人は極度の疲憊状態に陥入り、うつ的気分変調に入ります。そしてついに死を希うようにさえなります。これは決して個人の病理によるものではなく過重労働を求める企業のあり方の病理、つまり社会的要因が問題なのです。

労災認定基準では精神障害や、精神障害による自殺は事実上一ヶ月当り百時間以上の時間外労働が労災認定の目安とされています。

しかし私の経験では一ヶ月五十時間以上の時間外労働で人は容易にうつ的になり、それ以上増えると希死念慮（死にたいと思う気持ち）が生じてきます。認定基準は厳しすぎるという感じがします。実際精神障害の労災認定では二十時間未満での労災認定が最も多くなっています。

社会的要因とは何か、ということを定義することはなかなか困難です。しかし先に述べたように日本の全国統計とそのミクロレベルの有沢橋病院のデータがほぼ平行型になっていることは厳然とした事実です。二つのデータに通底する社会的要因がある筈と考えるのが自然でしょう。

自殺には社会的要因が大きく影響していることを初めて述べたのはフランスの社会学者デュルケーム[1]（一八五八～一九一七）ですが、彼は「社会的事実はものと同じように研究されねばならない」という研究の基本的原則の上にたって「社会的事実の決定原因は個々人の意識にではなく先行した社会的事実に求められなければならない」と考えました。そして自殺と一定の社会的環境の状態の間には直接的、恒常的な関係が認められると結論づけたのです。

精神医学でも、一般医学と同様、今日では統計数値をつかって有意差があるかどうかで「エビデンス」（明証性）が「ある」「ない」と議論されるのが普通です。社会学的な自殺研究でも、統計的実証的な研究は行われていますが、実証的になればなったで、個人は統計資料の中に埋没して、苦悩と絶望の果ての自殺というストーリーは失われます。どちらが真相をより正しく伝えることができるか、わかりませんが、私はデュルケームの立場を重視しています。

日本の自殺者は平成十年の統計で急増し、しかも男性が大幅に増えていますが、女性は微増となっています。人口十万人当りの自殺者数は二十六・〇人（男性三十七・一、女性十五・三）で世界的にもトップクラスの自殺国になったのです。

デュルケームの考え方をとると、高い自殺率という社会的事実の原因は、先行した社会的事実に求められるのですが、日本の社会は当時どうだったのでしょうか。

日本の自殺者が激増し自殺者三万人超が十四年間もつづいた平成の「自殺急増期」を社会変動に焦点を当ててふりかえってみる必要があるでしょう。そこから「孤立」「過重労働」「社会的格差」などの社会的状況が生じた経過がわかると思います。

うつの時代としての平成

昭和が戦争の時代とすれば、さしずめ平成は「うつの時代」と記憶されるのではないでしょうか。

昭和の後半は戦争からの復興も成し遂げ、第一次（昭和四十七年）・第二次（昭和五十七年）のオイルショックも克服し、日本経済の足腰も強くなりました。日本の未来にはなんの懸念も心配もない、と多くの日本人は考えていました。

そして経済への過信がバブルとなり、まさにバブル景気のピークで平成をむかえたわけです。驕る日本人の頭を冷やすように平成に入って間もなく（平成二年）バブルは崩壊して日本人はまた自信を失ってしまいました。

バブル崩壊から長い「失われた二十年」が始まったわけです。私はこれを「うつの時代の始まり」と呼びます。平成の初め政治はめまぐるしく動き、細川内閣、村山内閣、橋本内閣が規制改革、構造改革、規制緩和を旗印にして成立したものの、経済状況は変わらず不況がつづきホームレスになった人々が段ボールの家に住みはじめます。この間阪神淡路大震災（平成七年）が起り、日本はどうなるのかという漠然とした不安を日本人は抱きました。

平成九年橋本内閣が消費税を三％から五％に引き上げたため日本経済は本格的なデフレの時代に入ってしまいました。ＧＤＰは二％ものマイナスとなり失業者は三百万人ともいわれ、全く先行きの見通せない状態になりました。そのあげく、平成十年金融破綻が起ったのです。

これは北海道拓殖銀行、日本長期信用銀行、山一証券などが経営破綻に至ったことで知られていますが、まさにこの時期に自殺者は年間三万人を超えたのです。「この一年でリストラ、不良債権処理に当っての倒産で貴重な命をなくされた方々が三千六百人から四千人」といわれています（村松謙一氏、朝日新聞、二〇一八年七月二十二日）。人々は次第に孤立して失敗を取り返せず自殺していったのです。

当時の深刻な不況で新卒学生の就職もままならず、この時期はのちに「就職氷河期」と呼ばれています。

日本全体が暗く重苦しい閉塞感に覆われてしまったのです。いわば社会全体がデフレ心理に陥入り「うつ」になったのです。

平成十年という日本の経済政策の失敗が顕在化した年に、自殺者は前年を八千人上回るという記録的な激増となり三万人超となったわけです。これは自殺の自然増ではなく、社会的原因による自殺者の増加といわざるを得ません。日本人のうつ的気分が一層重くなったことのあらわれ、といってよいでしょう。

有沢橋病院の自殺例はバブル崩壊までは数年に一度くらいの頻度ですがバブル崩壊の二〜三年後から毎年自殺者が出るようになり、それも複数の自殺者を出すようになっています。中核グループの人たちが出現し、また周辺グループの能力障害など、経済的に追い詰められていく自殺例が多くなっています。

日本の社会を変えないと日本がもたないという論議がしきりになされました。その延長線上で派遣労働が平成十一年に自由化され、平成十三年に成立した小泉内閣は「改革なくして成長なし」を旗印に新自由主義経済政策に基づく構造改革を推し進めました。労働コストは厳しくカットされ、大卒の就職率は六割を切り、大卒者のかなりの人たちが正規職員になれず、アルバイト、派遣社員としてその後も働き続けるという状況になりました。労働者派遣法改正によって、大幅に非正規労働者が増えたのです。

これは、まさしく一九八〇年代の自己責任と新自由主義経済を推進したイギリスのサッチャー政府に倣ったものです。

小泉構造改革によって日本全体としては経済が上向きかけましたが、それも平成二十年のリーマンショックで再びGDPがマイナスとなり結局日本はデフレから抜け出せず、ジリ貧の状態となりました。一世帯の収入は昭和の終り頃とほぼ同額で生活は少しも楽になっていないのです。

平成十八年の有沢橋病院の新規外来患者は第一章で示したようにうつ病圏・神経症圏が大部分で、人々の苦しみがよくわかります。この間自殺者はずっと三万人超の状況がつづいています。

平成二十年の大みそかに仕事や住まいを失った派遣労働者のために東京・日比谷公園に「年越し派遣村」が開設されたことを記憶している人も多いと思います。当時村長を務めた湯浅誠氏は、

「それまでの常識と違う大変なことが起きているとの感覚は、それ以前からありました。支援するホームレスの数が五、六倍に増えていたし、二〇〇〇年代に入るとネットカフェ難民やワーキングプアなど、寝る場所はあっても食べていけないという人からの相談が急増した。言い方は悪いですが、地面の飛べない鳥の相手をしていたら、空からバラバラ鳥が落ちてきた。そんな感じでした。全体を包む言葉として『貧困』を使い始めました。」（読売新聞、平成三十年十二月三十日）

と回想しています。高度成長を成し遂げ一億総中流という感覚に慣れ切った私の世代（昭和十二年生）は想像だにしなかった実態、貧困が、リーマンショックの混乱から浮かび上がってきたのです。まさに日本の社会に地殻変動が起っていたのです。貧困はあり得ても相対的貧困率（その国の平均的所得の五十％以下の所得しかない人）は昭和六十年には十二・〇％だったものが平成のデフレとともに上がりつづけリーマンショック後は十六・〇％になっています。

有沢橋病院の能力障害を主とする周辺グループの自殺は派遣労働が自由化される前後から現れてきています（事例十四、十五）。労働環境が厳しく、雇用条件も働く側からみればわるくなる一方です。

いつの間にか、日本にはアンダークラス[2]と呼ばれる最下層の階級さえ生まれていたのです。派遣村の労働者も、能力障害のある精神障害者も知らず知らずアンダークラスに落されていたのです。

労働環境の変化は新自由主義経済と呼ばれる経済理論によるものですが、政府の介入を控え、市場に任せ競争を促進するという考え方で市場経済原理主義という側面があり、イギリスのサッチャー政権、アメリカのレーガン大統領が採った政策で、成功を収めた面もありますが、競争に敗れた人々は自己責任という形で置去りにされています。日比谷公園の派遣村の出現はこの市場経済原理主義の行きつくところを暗示しているのです。

小泉内閣のあと第一次安倍内閣（平成十六～十九年）、福田内閣（平成二十年）、麻生内閣（平成二十～二十一年）と短命な自民党政権が続きましたが、デフレは全く解消されず、日本全体がうつ的気分に沈んでいたといってもよいでしょう。そして国民の現状をなんとか変えて欲しいという気持ちが民主党政権の誕生となって現われたのです。

東日本大震災というショック

自民党政権がデフレ打開の有効な手段を打ち出せないまま日本のＧＤＰは平成九年の五三四兆円から平成二十一年は四九〇兆円へと減少し、日本人の心理的デフレも一層強くなったのです。日本人の閉塞感は一向に晴れませんでした。自殺者も三万人超の水準のままでした。そんな中、国民は民主党に賭けをしたのです。

平成二十一年八月の総選挙で民主党は三百八十議席を獲得し圧勝しました。日本人の気分は重苦しさから束の間開放され、民主党の「事業仕分け」をテレビで観て痛快な気分を味わったのです。しかし民主党が政権をとっても鳩山首相の発言の軽さや政治資金スキャンダルで、国民の期待も急速にしぼんでしまいました。平成二十三年一月には日本のＧＤＰは中国に抜かれ国民のデフレ気分も一層深刻になっていきました。

そして菅内閣が発足して一年経たないうち、平成二十三年三月十一日、東日本大震災が起こったのです。

地震発生と大津波の到達が日中であったため、おそらく大部分の日本人はテレビ画面で災害現場を逃げまどう人々と共体験したと思います。私もテレビで津波の方向に走る車をみて「そっちは危ない！　危ない！」と心の中で叫んでいました。そして原発のメルトダウンが起り、日本壊滅の予感さえしたのです。原発の冷却水を投下する自衛隊ヘリコプターを祈るような気持でみておりました。

菅内閣の周章狼狽ぶり、東京電力首脳部の無能力さと無責任ぶりと枝野官房長官の「ただちに危険な状態ではありません」とくりかえし述べるニュース場面が記憶に残っていますが、わが国の存亡の危機を殆どの日本人が意識したと思います。

しかし東日本大震災で人々が打ちひしがれたかというとそうではありません。日本全体が「東日本を救え！」と一体になりました。「がんばろう日本」を合言葉に多くのボランティアが被災地に救援に赴いたのです。莫大な寄付が集まり物資も全国から寄せられました。なによりも特筆すべきことは日本の自殺者が激減したのです。

デュルケームも述べていますが、「国民的大戦のような社会的激動が生じると、それによって集合的感情が生気をおびる」状況が出現し、「党派精神や祖国愛あるいは政治的信念や国家的信念に鼓吹され、種の活動は同じ一つの目標にむかって集中」して「強力な社会的結合を実現」させるのです。

また自殺は社会の結合の強さによって増減する、というデュルケームの原則は、東日本大震災と日本の自殺者数の減少でその正しさが実証されたのです。

平成十年以来つづいていた三万人以上の自殺者数は、大震災の年は三〇六五一人（対前年約千人減）、翌平成二十四年二七八五八人と前年より約三千人減となりました。実に十五年ぶりに自殺者は三万人を切ったのです。有沢橋病院の自殺者は平成二十四年に四人ありましたが、それ以降は国レベルと同様に減少しています。

平成二十四年十二月、民主党政権は野田首相退陣をもって終り第二次安倍内閣が発足しました。そしていわゆるアベノミクスによる大規模な金融緩和政策により景気は回復、雇用はほぼ完全雇用となり、ＧＤＰもプラス成長となっています。日本の自殺者総数は減少しつづけ、最近の報道では令和元年（二〇一九）の自殺者数（確定値）が二〇一六九人と、前年より六七一人減少したことが報じられています。

安倍政権について評価はさまざまでしょうが、少なくとも日本人のデフレ気分、うつ的気分はなくなり、それとともに自殺者が減ったことは評価すべきでしょう。

平成に入ってからの自殺者の増減と、経済的好・不況は今まで述べてきたように密接に連動しています。まさに「経済的危機が自殺傾向に促進的な影響を及ぼす」というデュルケームが百年以上前に見通した通りのことだったのです。

図４（七一頁）をみてもわかる通り自殺者が増加したのはほぼ男性といってよいでしょう。

有沢橋病院の新・自殺予備群でも十三例中女性は一例のみです。日本の男性がいかに社会的影響のもとにさらされているかがよくわかります。

自殺学の先達である大原健士郎[3]はかつて経済変動と自殺率には相関関係がないと述べていますが、おそらく二十一世紀の日本のような社会の大変動を予見することができなかったからでしょう。

第七章　自殺対策の展開

自殺対策としてのうつ病対策

平成十年から自殺者が急増し、しかも三万人を超える年度がつづいているという事態を重くみた厚生労働省は平成十四年に自殺防止対策有識者懇談会を立上げ、自殺は社会全体にとっても大きな損失であるとして、自殺防止対策にとりかかりました。

懇談会では「自殺は全ての国民にとって起り得る問題である」として、実態把握、普及・啓発や教育、危機介入、予後対策――自殺未遂者のほか自殺未遂者・死亡者の家族友人など周囲の者に対する相談・支援を含む――などの項目をあげ具体的な対策を提言しました。

有識者懇談会の「提言」では、自殺は、全ての国民にかかわる問題だということを明確に述べています。これは従来の自殺研究・自殺予防とは全く異なった視点に立っています。従来はともすれば自殺は個人病理に還元されることが多かったのですが、そのような考え方を採らず、全ての国民、いいかえると日本の社会全体の問題として自殺を位置づけたのです。

その背景には自死遺児支援をつづけてきたあしなが育英会や早くから自殺問題に関心を持ち自殺対策基本法の成立に甚力していた故・山本孝史参議院議員（民主党）の活動がありま す。自死遺児の陳情に対して当時の小泉首相が「自殺は個人の問題」と発言していた時代ですから、自殺対策を国民全体の問題として国政の中に対策として採り入れさせることは大変な努力だったと思います。

山本議員を中心に自民党の武見敬三議員、精神科医でもある西島英利議員（当時）らが党派を超えて「自殺防止を考える有志の会」をつくり自殺対策基本法の制定がすすめられたのです。そして法案は議員立法として平成十八年（二〇〇六）六月に国会で可決成立しました。

自殺対策基本法の実務を担うため内閣府に自殺対策推進室が設置され平成十八年には自殺総合対策が策定されて組織的な対策が全国的に採られるようになりました。担当が内閣府になったのは、自殺の問題は多岐にわたること、厚生労働省担当ではその対策が特定分野のものになってしまうという山本議員の考えがありました。

自殺対策基本法の成立過程や施行状況については森山花鈴の詳しい研究(1)があります。

自殺自己責任論の誤り

こうして成立した自殺対策基本法の基本的理念として、第二条一項は

「自殺対策は、自殺が個人的な問題としてのみとらえられるべきものではなく、その背景に様々な社会的要因があることを踏まえ、社会的な取組として実施されなければならない」

と規定しています。

自殺と社会的要因、社会的な取り組みが新しい法律の最も重要なポイントです。

小泉元首相でなくとも自殺は個人の問題だと考えている人は現在もなお多いのではないでしょうか。自殺念慮をもち苦しみながら、なおこうなったのは自分の責任だ、という患者さんもまだ多いのです。

死の淵に追い込まれたために入院させた患者さんの上司が、主治医に対して「何故この人が病気になって他の人がならないのか？　それは個人の問題ではないのか？」と頑固な主張をしたことも時に経験しています。

このことを少し考えてみましょう。A、B、C三人の社員が同じ条件で勤務してそのうち

Aだけが病気になったのはAの責任ではないかというものですが、これは、社員が「人たるに値する生活」（労働基準法第一条）を営むための週四十時間労働であればまだしも、A、B、Cに徹夜労働をさせて翌朝帰り道に交通事故を起こしたAに対して自己責任だ、というような暴論に近い考え方です。A、B、Cともに疲労と睡眠不足による注意集中困難が生じているのです。いわば安全の臨界点に三人ともいたわけです。A、B、C三人とも事故の可能性があったのですが、たまたまAが事故を起こしたのにすぎないのです。これはAの自己責任ではありません。

問題はA、B、Cを安全の臨界点にまで追い込んでいる企業の経営姿勢にあるといえましょう。

私が診た患者さんでも、自分が弱い、自分が不甲斐ないと自分を責める人が多いのですが、これは全く思い違いだと思います。新・自殺予備群の中核グループでは特にその傾向が強いのです。ですから発病自己責任論にしっかり注意する必要があります。

かかりつけ医と精神科医の連携

自殺対策は内閣府主導ですすめられることになりましたが、特にその第十五条で、初期診療にあたる医師と精神科医、救急医療を行う医師と精神科医との連携を図ることが各自治体の義務となりました。かかりつけ医と精神科医との連携が深まり、医師同士の風通しがよくなったと思います。このことは特にうつ病初期の治療に大いに効果があり、うつ病による自殺を相当減らすことができたと考えられます。

このような努力によって自殺者数は減少しつづけ、平成二十八年には自殺者は二万一千人台となり、自殺死亡率（十万人中自殺死亡者数）は「平成の自殺急増期」（平成十〜二十二年）では二十六・〇〜二十七・〇だったものが十六・八にまで低下しました。現在のレベルは国際的にみても納得できるレベルとなっています。

日本の自殺対策は成功していると評価してよいでしょう。しかし有沢橋病院のある富山市の状況は、四十才以下の死因でなお自殺が第一位を占めていますので、自殺対策の手を緩めることはできないでしょう。

日本固有の自殺死亡率

デュルケームは、それぞれの社会は、歴史の各時点において、ある一定の自殺の傾向をもっている、として、これをある社会固有の自殺死亡率としています。

これにならって日本で固有の自殺率というものを考えてみましょう。

日本の自殺死亡率は明治時代から大正にかけてはほぼ十九で推移していましたが、昭和に入り、昭和十二年まで二十を超えていました。昭和十一年、二・二六事件が起こり戦争の気配が濃くなって自殺率は減少に転じました。

昭和十二年という年は、日本が盧溝橋事件から日中戦争へ突入していった年であり、ヨーロッパではスペイン戦争が起りピカソの名画で知られるゲルニカがナチス空軍によって爆撃された年です。第二次世界大戦の足音が刻々と近づいていた時代です。そして昭和十六年真珠湾攻撃によって日本は太平洋戦争に突入しました。

この戦争の時期に自殺率は大幅に減少し、昭和十六年十三・六、昭和十七年十三・〇、昭和十八年十二・二になりました。まさにデュルケームのいう強力な社会的結合があったのです。太平洋戦争終結後に再び自殺率は増加しはじめ、昭和二十五年十九・六、昭和二十八年二十・四となっています。自殺死亡率に関しては、昭和初期、つまり平時にもどりました。

戦後、昭和二十八〜三十五年にかけて一つの自殺のピークがあります。すでに述べた昭和三十年代の自殺増加期です。この時の社会的要因はよくわかりません。第二のピークは昭和五十六〜六十二年までのピークです。これは昭和六十年代の急増期としてすでに述べた時期です。この時期はオイルショック後のデフレという社会的要因がありました。

この二つの時期と戦時を除けば、日本の自殺死亡率はほぼ十万対二十以下に収まっています。

ある社会が固有の自殺率を持つというデュルケームの理論は百年以上前の社会のことなので現代にあてはめるのはどうもという懐疑的な意見もありますが、自殺学者の中村道彦(2)は二十人弱という数値は長年にわたって不変であると述べています。日本に関しては平時の自殺死亡率としては十万対二十以下ということはいえるでしょう。

このように考えますと平成十〜二十三年の間日本の自殺死亡率が二十五・〇を超えたということは全く異常な増加といえます。

自殺率の異常な低下を示した太平洋戦争の時期に匹敵するような社会的要因を考えざるを得ないわけです。

この社会的要因はいうまでもなくデフレ下の社会的大変動です。このことに注目しないとこの異常な平成の自殺急増期の説明はできません。この日本社会の大変動は、戦争のように国民全体に強烈な印象を与えていないため強く意識されることはありません。しかしこの暗い時代を「失われた十年」あるいは「二十年」という言葉で一括りにすることが経済学の領域で行われているようですが、失われたものの実質が専らGDP中心になっています。しかし最も深刻な問題は戦争における戦死や戦災死と同じく、人命が自殺という結末で失われてしまったことです。GDPが減少したことよりも、その結果として人命が失われていくという事実をもっと考えるべきでしょう。

日本の固有自殺率を先程述べたように、高く見積もって十万対二十とすると、当時の人口比では固有自殺者数は年間二万五千五百人と見積もられ、当時の自殺実数からこの数を引くと約七千五百人／年が社会的変動による自殺者数と考えられます。これはかなり控え目な数ですが、毎年これだけの人々がデフレ下の雇用や過労、倒産や負債のため死に追い込まれていったといえるでしょう。平成の自殺急増期だけで七千五百×十四年間、十万五千人の人がデフレという社会的要因で命を絶ったと考えられます。失われた二十年の「本当に失われたこと」とは、このような実態なのです。

私が有沢橋病院で新・自殺予備群を取出した意味はここにあります。彼らは日本のデフレ下の経済的社会的状況に追い詰められて自殺した人たちの一部なのです。

自殺急増期が十四年もつづいた平成という時代はどのように捉えられるでしょうか。

社会思想家佐伯啓思氏は「あえていえば、平成とは『改革狂の時代』だった」と述べています。「平成に替って『向うところ敵なし』の日本経済で日本人が傲慢になり、バブルが崩壊して経済が失調すると今度は日本人は全く自信喪失状態になった。何が日本をこうさせたのか、という悪者探しが始まる。官僚システム、行政規制、古い自民党……などがやり玉にあげられ『改革』へとなだれ込み、結局なにもできずにこの三十年は経済停滞とデフレに陥入ってきた」――と佐伯氏はまとめ、「平成は（次の時代の）『自前の国家像と社会イメージ』を問う過渡期であった」（朝日新聞、平成三十一年一月二日）と述べています。

すぐれた社会思想家の透徹した平成観だと思いますが、日本人はいつの間にか自然と調和した心豊かな暮らしを忘れ、安くていいもの、便利で快適なものを貪欲に求めるようになってきました。個人主義、グローバリゼーション、新自由主義の旗印のもと、徹底してコストは削減され、時間は削られ、間違いは許されなくなってきました。

デフレ下で企業は生き残るために必死にコスト削減と効率化に努力し、その途上で多くの人々が犠牲となって追い込まれて自殺に至ったのです。これが過渡期とするならば、佐伯氏のいう目指すべき「自前の国家像と社会イメージ」とはどのようなものか自ずと明らかになる筈です。

終章　人は何故死に急ぐか

自殺の予告徴候

精神科医として最も大事なことは自殺を事前に防ぐことです。そのためには、自殺の予告徴候を早くみつけることがなによりも大切です。

有沢橋病院の自殺死亡例四十七例で入院中（及び外泊時）に自殺した患者数は九名でした。これらの患者さんは入院中ですから手厚い看護をうけていたわけですが、それでも九例の自殺があったということは大変申し訳ないことです。

この九名の入院患者さんの自殺当時のカルテで自殺前最終記録をチェックすると、

（一）・幻覚妄想状態で極度の混乱状態にあったと考えられる例――二例（事例一、症例㉔）

・慢性的な被害妄想で、自殺企図が数回あり開放病棟より離院後入水自殺をしたと考えられる例――一例（症例46）

・うつ病の極期で日勤帯で十分余りの隙にベッド柵にタオルを結び縊死した例――一例（事例十一）

この四ケースの自殺は、精神疾患そのものが自殺の準備因子であり結実因子であったと云え、統合失調症及びうつ病そのものによる自殺と考えてよいと思われます。形は自らの手で命を絶ったわけですが、病中の混乱の中でなされた行為ですから、正常な判断能力が働いた「自殺」と異なるという考え方も当然あり得ます。

（二）退院が間近であることを知っていて自殺――二例（事例二、症例39）

患者さんにとっては退院は必ずしも幸せなことではありません。身体の病気では少なくとも退院は生命の危険は去ったことを意味することが多いのですが、精神障害の場合は病気に対する理解と内省が深まればそれだけ退院後のことが不安になってきます。このことは事例二でよく述べられていました。症例39は外泊中の自殺でしたが、二回目の入院でもあり、退院後の生き方に相当不安が強かったことは想像できます。しかしそのような記載はカルテ、看護記録には全くみられませんでした。自殺の予告徴候はなかったといってよいでしょう。

笠原嘉[1]は一つの安定した状態がなんらかの仕方でくずれたとき自殺が起りやすいという印象を強くもつ、と述べていますが、有沢橋病院のこの二例の患者さんたちも、それなりに安定した病院生活が退院後崩れることを漠然と予期したのでしょうか。退院後の暮らしに希望がもてなかった末の自殺と考えられます。このような心理は、新・自殺予備群のうち周辺グループの人たちに共通した心理かと思われます。

（三）離院して自殺した三例（事例四、事例十五、症例8）

三人のうち自殺をほのめかしていたのが事例四と症例8の二人でした。事例四はすでに述べたように（一一二頁）「川へとびこみたい」ということを離院前日にほのめかしていたので、明らかに予告徴候があったわけです。「この離院は自殺決行の離院だ」と直感し、重大な責任を感じて捜索しましたが駄目でした。

症例8の男性は、頭部外傷のために性格が変り、気分が軽躁状態だったり軽うつ状態だったり目まぐるしく変る人でした。隠れてタバコを吸ったり、絶えずルール違反をする人でしたが、注意されると反省の文章とともに「自分は駄目な人間だから死にたい」などと何度もこれ見よがしに反省文を書くような人でしたので、石膏の固まりでドアを破って出て行ったときも、自殺するとはにわかに信じられませんでした。離院後「死ぬ」と電話をかけてきたあと列車に飛び込み自殺をしたわけです。

事例十五は結局どこから離院したのか今以って分らないのですが身軽な人だったので回転窓を押し拡げて出たという推定でした。前日には花見にも出かけているし、予兆らしきものはなく、ただ父親との葛藤がかなりあったのだろうと推定されました。

以上をまとめると（一）の患者は病状が重く激しく、原疾患＝精神病そのものが招いた死と考えられ、（二）のグループは原疾患よりも社会的要因が大きいと考えられます。いずれも予告徴候というものは気付かれていません。症例46も自殺企図歴はあるものの離院当時には、普段と変わった様子は全く記載されてはいません。

（三）のグループは離院を招いた人為的要因が問題になります。実際事例十五は訴訟になりました。

事例四の入水自殺は主治医である私の責任と考えられます。

症例8の「死にたい」と書いたノートを自殺の予徴とみるか、相変わらずやや過剰な演技的な反省とみるか、精神科医としては悩むところですが、結果からみるともっと慎重にケアするべきでした。

自殺既遂の後づけをしても、自殺の予告徴候を知ることはなかなかむずかしいことがわかります。またかつては自殺者全てを精神病とする極端な考えがありましたが、精神病が自殺の準備因子であり、かつ結実因子でもある場合は限定的であることがわかります。

（一）のグループ以外の五名の患者さんは自殺を予期して決行したわけですが、人はどうして自殺したいと思うようになるのでしょうか。

フロイトの死の本能論

自殺学者稲村博(2)によると、自殺の理論はさかのぼるとデュルケームと、フロイトに行きつくそうです。デュルケームは社会的要因を重視したのに対し、精神分析の創始者フロイトは個人の心理を重視しました。以下、精神分析学派の著名な精神科医であった小此木啓吾(3)の論文に拠ってフロイトの「死の本能」論を紹介します。

フロイト（一八五六〜一九三九）が生の本能に対比する形で死の本能（タナトス）を発表したのが一九二〇年のことです。その中でフロイトは「あらゆる生物が内的な理由から死んで無機物に還るという仮定がゆるされるとすれば、あらゆる生命の目標は死であるということになる」と述べ、有機体の内部には、つねに無機物へと解体していこうとする本性が、つまり生物（生）には無生物（死）へと向かう本能、つまり「死の本能」が働いている、という考えを述べたわけです。

この死の本能に拮抗するのが生の本能、そのあらわれである自己保存本能が死の本能に逆らって作り出す生命現象は死にいたる迂路（まわり道）であり、生命ある有機体は生の目標である（自然な）死に、急いで到達する危険（疾病など）に激しく抵抗する――とフロイトは考えました。

小此木によれば、フロイトは精神よりも肉体を、意識よりも無意識を、より確実で、より恒常性のある存在とみなすことによって精神分析理論という心理学を築いたわけですが、「生は死への迂路である」という生命観は、意識は無意識によって決定されるというフロイトの考え方の延長線上にあるわけです。

フロイトの死の本能論は、無意識的な自己破壊衝動としてとらえられ、主にアメリカの精神分析学派によって理論化されましたが、フロイトの死の本能理論は精神分析学派にも多くの反対、異論があったようです。

小此木は結論的に死の本能論について「それらは、仮説によってその存在を要請される生物学的本能」であり、「厳密にはこの死の本能論は、理論的な文脈（形而上学的思索）のなかでのみ用いられるべき概念」としています。臨床の中に持ち込むべきではなく、せいぜい攻撃衝動、破壊衝動という考え方で足りる、といっています。

死んで無機物に還るという物理的事実を本能として心理的な働きと解釈するところに多くの精神分析家も反対しているようですが、精神分析については門外漢の私にとっても違和感のあるところです。

ありとあらゆる生命体が生きるため、生存しつづけるために環境に適応したえず進化していることを考えれば、死の本能論はなかなか受け入れ難いことです。

フロイトの死の本能論は仮説的な理論で臨床にストレートに用いることはできないと思われますが、しかし多くの精神分析家に影響を与え、自己破壊衝動や攻撃性などの理論が生まれ、自殺に関する知見は格段に多彩になったのです。

有沢橋病院の事例で、死の本能の法則に従って死を選んだと思われる事例はありません。事例十一でみられたように強い自殺衝動に突き動かされて次々と自殺を図って死を成就する例がありますが、フロイトの云う生命体の一つの自然な死というよりは、病的な衝動による自殺というべきでしょう。

デュルケームの自殺論と平成の自殺急増期

デュルケーム(4)（一八五八～一九一七）は社会学者でしたから、彼の主著『自殺論』でも徹底して社会学的方法論を述べています。

彼の研究方法の基本は既に述べたように「社会的事実を物のように考察」すること（観察の公準）、「社会的事実の決定原因は個々人の意識にではなく先行した社会的事実に求められなければならない」（説明の公準）ということにあります。

彼は、個人は個人をこえた集合的実在（＝社会）に支配されている、という考えを基本においています。その結果自殺は社会的統合（凝集力）の強さに反比例して増減するという法則性を見出しました。

これをわが国にあてはめると権力の統制が強かった戦前、あるいは日本存亡の危機を意識させられた東日本大震災などでは社会の凝集力が強くなり自殺が減少しており、バブル崩壊からデフレが進行し国の行方も不透明となって社会の統合が失われると、自殺は激増し平成の自殺急増期となりました。デュルケームの法則はおおむね現代でも当てはまるといえます。

デュルケームは社会の統合力と個人の関係から、統合力が弱まって個人的自我が過度に主張される自己本位的自殺、社会的統合が強く自我が自由でない場合の集団主義的自殺、社会変動によって社会の統合的秩序が崩れた場合のアノミー（無規律）的自殺、の三種の自殺があるとしています。

自殺の分類については、日本の現代社会はデュルケームの時代の社会とは大きく変わっていると考えられるので、単純に日本の自殺の問題にあてはめることは困難でしょう。

精神分析学派のように個人心理から自殺を研究することは一人一人の患者の精神療法には役立ちますが、平成の自殺急増期のような大きな社会変動に伴う自殺を考える場合にはやはりデュルケームの社会学的方法が必要と思われます。

平成に入って間もなくバブルが崩壊し日本はデフレ期に入り、日本人全体が心理的にもデフレに陥入ってしまいました。この「デフレ気分」こそデュルケームの云う事実として銘記しておくべきことでしょう。

日本全体が出口のみえない暗い迷路に入り込み、政権交代を含めてありとあらゆる「改革」を試みますが成功せず、この改革の余波で多数の犠牲者＝自殺者を出しました。そのうちの少なからぬ人が、私の述べる新・自殺予備群の中核グループの人々だと考えられます。大手広告会社電通の社員高橋まつりさん（二十四才）が全く同様の過労自殺死を遂げたのは平成二十七年十二月のことです。著名な大企業でもなお同じように過労に苦しんでいる人たちが現在もいると考えねばなりません。

デフレ気分と並行するように生きづらくなった能力障害グループの人々も自殺に追い込まれていった、というのが平成の自殺急増期の実態だと考えられます。そして東日本大震災で日本人全体がハッと目覚め、「東日本を救え！」を合言葉に生きる目的を見つけ立ち上がったのです。

日本人の心理の激変に第二次安倍内閣がうまく乗り、アベノミクスというスローガンに誘導されて、デフレ気分は雲散霧消し、自殺者は急速に減ってきたわけです。

人間は環境と分かち難く結びついており、環境の影響を受け、また環境に影響を与えています。従って自殺という極限の行為もその人自身の病理のみではあり得ません。また環境＝社会のみの病理でもないでしょう。従って自殺の原因、動機を追及しようとするとき、個人の要因と社会の要因の配分比はそれぞれ違っても精神分析的・力動的視点と社会学的視点との両方の視点はつねに必要です。

人が死を着想するとき

人はどのようなときに死にたいと思うのでしょうか。

熟慮して断行された自殺としては古くは明治に「巌頭之感」という名文を残して華厳の滝から飛び込んだ藤村操（明治三十六年）や、ノーベル文学賞の川端康成（昭和四十七年）の件はよく知られていますし、近くは保守派の論客西部邁（平成三十年）の周到な、他人まで手伝わさせた死は世間を大いに驚かせました。

有沢橋病院の事例では少なくとも熟考して周到に死を図ったケースはありません。特に統合失調症やうつ病の極期の自殺は苦しみのあまり苦しみを感じる私＝主体を消滅させること、つまり急ぎ「死ぬことに専念する」という態度にしか見えないのです（事例一、症例㉔）。むしろ殆ど自殺に等しい死に方をした人に死の覚悟、あるいは死の受容という態度がみられることが多いのです。

例えば夫もあり姑も居て夫婦ともども姑の年金に頼るのは嫌だと、合併症の治療を拒みつづけて死亡した六十四才の女性。グループホーム退去の日に行方不明になり約一ヶ月後に大阪で行き倒れの末に死亡した五十八才の男性。日中デイケアに通所、アパートに戻ると毎日飲酒して肝機能が悪化、中性脂肪が著しく高値になり、再入院も止むを得ないと迎えにいったその日の朝死亡していた三十五才男性、などの例があります。彼、彼女らは死を予期しながらも、支援を求めることもなく死んでいったのです。

自殺の適切な定義はなかなかむずかしいのですが、自らが死を求めなんらかの行為をする、その結果死亡することが自殺の基本的要件と考えられます。従ってここに述べた人々は、自殺に等しい、あるいは限りなく自殺に近い死だと考えられても死亡統計上は「病死及び自然死」に分類されます。これらの例は社会的になんらの関心も向けられません。しかし平成の自殺急増期には、このような死亡例も数多くあったのではないかと考えられます。

では新・自殺予備群の人たちはどのように死を着想したのでしょうか。

私が初めて過労とうつの問題に気付いたのは事例十六（七三頁）の魚○さんを診てからです。彼が過労と家族（二人の子を養育している女性と結婚）への責任感もあり「死にたい」と云いはじめた時に、休養か入院を提案しましたが拒否されたのです。そんなに苦しいのになお「来週、再来週と重要な仕事が入っています。どうにかできなければ、今後どうにもならなくなります」と彼のくれたメモには書いてあるのです。

つまり魚○さんは過労のために惹きおこされた心理的苦悶を過剰労働を続けながら治してもらいたいといっています。休養など職場を一時的にしろ離脱することは全く受け入れられないのです。

この時点では死を着想しながらなお「明日」への可能性に賭けているのです。この点に新・自殺予備群の中核グループの人たちの心理状況に重大な問題があります。

社会学者小森田龍生[4]は、同様の例について「仕事を辞められない理由」として会社への帰属意識、「会社への忠誠心」や「仕事倫理」——まわりに迷惑をかけないようにする献身的態度——、「経済的不安」の三点をあげています。

社会への帰属意識、忠誠心は精神医学的には先に述べた職場と自分との過度の同一化と同じことになります。事例十六・魚○さんは「仕事倫理」と「経済的不安」があてはまります。

来週再来週の仕事、その前に今の仕事、それができなければ皆に迷惑をかけ、会社を辞めざるを得なくなって経済的にも苦しくなるという焦燥感です。仕事上の行き詰まりは仕事倫理にもとるという罪悪感さえて出て来るのです。そしてなんとかこの苦境を脱出したいと「明日」に希望を託しているのです。

仕事倫理は先に述べたメランコリー親和型性格の人が職場で示す考え方や行動の大きな特徴です。魚○さんは外来で話していてもいかにもまじめで仕事に高い要求水準があり、会社の指示要望には異を称えることなく従っているようにみえました。対他的秩序愛＝他者との円満な関係を維持しようとする性格そのものをよく体現している人でした。なにごともなければ模範的社員として昇進していったでしょう。

生死の臨界

メランコリー親和型とほぼ同様の性格特徴を下田光造[5]は執着性格と呼び「仕事でも一旦着手すると徹底的にやらねば気が済まぬ。われわれのような『ズボラ』とは反対のよい性格」と記しています。そしてこの性格のために過労によって「神経衰弱」傾向が出るとふつうは自分を守るため、活動欲消失が起って自然と休養状態に入るが、執着性格の人は疲憊に抵抗して活動を続け、従ってますます過労に陥る、と述べています。

ここで神経衰弱という病名がつかわれていますが、これは抑うつ、焦燥、不眠など今日の笠原・木村の分類のI型に相当する神経症性うつ病あるいは抑うつ神経症に相当する病名で、新・自殺予備群の中核（過労）グループの多くはこのタイプの人々かと思われます。

下田論文が出た約七十年前は、過労のため神経（自律神経系）そのものが疲労すると考えられていました。下田は執着性格によって意志のコントロールが効かない状態が起り得るということを示唆しているわけです。

私はここに意志の介在する心理学レベルから意志の介在しない生物学レベルへの質的変化が起っているのではないか、と考えるのです。このことが今日、新・自殺予備群の特に中核グループの自殺に至る軌跡を考えると、大変重要だと思えます。

事例十六・魚○さんの例を考えると、死にたいと思いつめるほどの過労状態のなかで、なおこれからの仕事を思い、職場、会社に迷惑はかけられないと人間関係の維持に文字通り神経をすり減らすのです。「休みたい」対「皆に迷惑をかける」という気持ちの揺れに苦しみつづけたのだろうと想像できます。苦しみつづけている間は自分の命を守る歯止めが働いていましたが、ある時点でその歯止めが効かなくなり自殺を決行したのでしょう。彼は死にたい」とメモをくれた一週間後に自殺していますのでその間に意志の歯止めがなくなったと思われます。いわば生死の臨界点を越えるのです。

大原(6)によれば自殺者の心理は「死にたい」願望とどうにかして「助けられたい」「苦しい気持ちを分ってもらいたい」という二つの願望が共存している、とシュナイドマン（アメリカの自殺学者）の説を引用して、事態が進行していくと、「助けられたい」願望は次第に影をひそめ――「死にたい」願望が大きな割合を占めるようになる、と述べていますが、どこかで生死の臨界点を越え、意志の歯止めの効かない質的変化が起ることを示唆していると思われます。

先に新・自殺予備群のキーワードとして、「孤立」「過重労働」「社会的格差」をあげましたが、自殺の決行に最も直接的に影響するのは「孤立」でしょう。

大原は自殺者に認められる心理的特徴の第一は孤独ということである、と述べています。孤立と孤独は結果的に同じことをいうわけですが、孤立はただ一人で助けのない状態をいうのに対し、孤独はひとりぼっちという心理状態を表す言葉です。孤立によって孤独に陥入るといった方が正しいかも知れません。

ひとは「人」と書くように他者の支えがないと生きていけません。死にたいと思いつつも「助かりたい」と煩悶しつつ生死の臨界にむかって進み、その臨界点に達して孤立を実感するとき、人は死を決行するのだと思います。自殺学者高橋祥友[7]も自殺に追い込まれる人の共通心理の第一に「極度の孤立感」をあげています。

自殺決行前の歯止めとなるのは自殺を考えている人を孤立させないことです。危険な場合

図５　過重労働と自殺

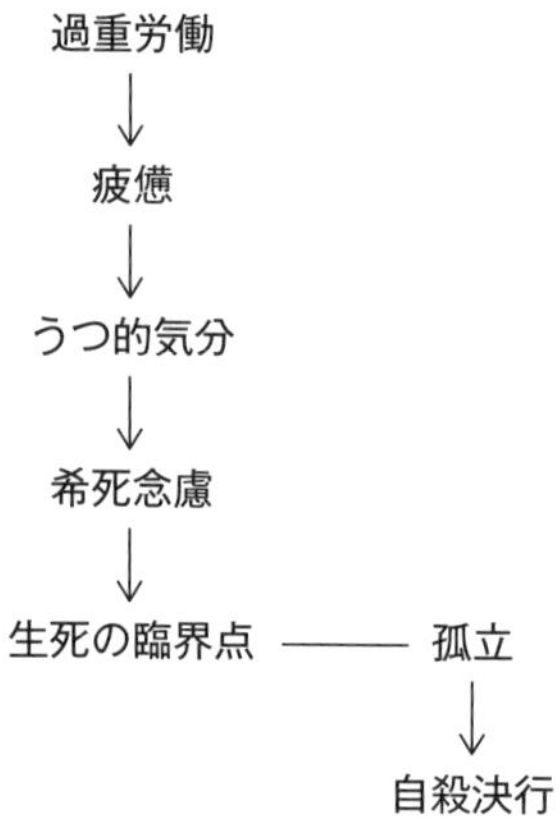

は二十四時間いつでも心のチャンネルをつなぐつもりで対応しなければなりません。このことが自殺を防ぐ最後の手段になります。過重労働と自殺へのプロセスは上図のように考えられます（図５）。

なお、ここではメランコリー親和型性格、執着性格を中心にして自殺に至るプロセスを検討しましたが、メランコリー親和型性格だから自殺に至るということではなく、現在の過酷な社会状況で適応を強いられる場合は誰でもメランコリー親和型のような行動パターンをとらざるを得なくなるということです。つまり、会社への忠誠心や仕事倫理を学び身につけていかざるを得ないのです。それはまた周囲の人がもし対応を誤れば死につながる可能性があるということを意味しているのです。

文献

第一章

（1）藤森英之、坂口正道、分島徹ほか：松沢病院における過去三十年間（一九五一―一九八〇）の精神分裂病の自殺既遂例．精神経誌、八四（七）：四八三―五〇二頁、一九八二年．

（2）飛鳥井望：自殺の危険因子としての精神障害――生命的危険性の高い企図手段をもちいた自殺失敗者の診断的検討――．精神経誌、九六（六）：四一五―四四三頁、一九九四年．

第五章

（1）笠原嘉：うつ病臨床のエッセンス．みすず書房、二〇一五年．

第六章

（1）デュルケーム（宮島喬訳）：自殺論．中公文庫、二〇〇八年．
（2）橋本健二：階級社会化する日本社会――アンダークラスの登場．月刊保団連、一二九二（四）：四―一〇頁、二〇一九年．
（3）大原健士郎：社会環境と自殺（補遺）。大原健士郎編『自殺の社会学』、至文堂、一五七―一七〇頁、一九七五年．

第七章

（1）森山花鈴：自殺対策の政治学．晃洋書房、二〇一八年．
（2）中村道彦、小野泉：自殺の予防．松下正明編『臨床精神医学講座S3　精神障害の予防』、中山書店、二八三頁、二〇〇〇年．

終章

（1）笠原嘉：自殺の臨床的研究．大原健士郎編『現代のエスプリ別冊　自殺の精神病理』、至文堂、二一八―二三一頁、一九七四年．
（2）稲村博：自殺学．東京大学出版会、二四〇頁、一九八三年．
（3）小此木啓吾：死の本能論．大原健士郎編『現代のエスプリ別冊　自殺の精神病理』、至文堂、五三―七三頁、一九七四年．
（4）小森田龍生：過労自死の社会学――その原因条件と発生メカニズム．専修大学出版、二〇一六年．
（5）下田光造：躁うつ病について．米子医誌、二：一―二頁、一九五〇年．
（6）大原健士郎：自殺者の心理．『現代のエスプリ一五一号　現代の自殺』、至文堂、三〇―三九頁、一九八〇年．
（7）高橋祥友：自殺の危険．『臨床的評価と危機介入』、金剛出版、三七―四〇頁、二〇一四年．

二・精神科医療半世紀の変遷と統合失調症医療の展開

私は昭和三十七年（一九六二）に大学を卒業し一年のインターンを終えて翌年医師となりました。精神科医として六十年近くをすごしたことになります。有沢橋病院を開設したのが昭和四十六年（一九七一）一月ですからほぼ半世紀にわたる長い期間、田舎の一定点ですごして来ました。

私はこの一定点からみつめてきた精神科医療の大まかな変遷を述べ、また有沢橋病院の精神科医療をどう展開してきたかを具体的に記述しようと思います。

一．統合失調症の問題

精神医学とそれをふまえた精神科医療の根幹は統合失調症です。統合失調症はもとは精神分裂病と呼ばれていた精神病の呼称を平成十四年の精神神経学会で変えたものですが、その背景には病名が偏見や誤解を招いているという批判がありました。「大事なことは病名の変更ではなく、病因の究明と治療の進歩を図り社会的偏見を打破すること」（秋元波留夫[1]）という指摘もありますが、ともあれ統合失調症の病名は現在は社会的にも定着してきています。

病名変更でかつての精神分裂病時代の偏見、誤解がなくなったかというと必ずしもそのようにいかないのが現状です。その理由は幻覚や妄想のための奇異な行動や、時には危険な攻撃的行動があるせいでもありますが、最も大きな問題は病因究明ができていないことです。

ドイツの精神医学者クレペリンが統合失調症の原型である「早発性痴呆」概念を提唱したのが一八九六年、それをうけてスイスの精神医学者ブロイラーがこの疾患の精神機能の本質を含む新しい病名 schizo（分裂）phrenie（精神）を提唱したのが一九一一年のことです。以来百年以上、多くの精神医学者が膨大なエネルギーを注いでいますが、未だ病因究明には至っていません。

生物学的研究

統合失調症は脳を含めた身体的病変の精神面への現われであろうと考えられていますので、この疾患としての本態解明には生物学的精神医学研究が大いに貢献できるだろうと期待されていますが、現状はそう簡単ではありません。

生物学的研究のわが国の代表的研究者であった故・倉知正佳富山大学名誉教授は、私の地元でもありお互いしばしば意見交換をしていた仲でしたが、晩年、生物学的精神医学の集大成ともいうべき本を出版(2)、世に問いました。

その中で、倉知先生は脳機能画像、CT画像を中心にその進歩と将来についてかなり明るい展望を書いていますが、私にとっては五十年ほど前に読んだドイツの専門誌の特集(3)の感想とほぼ同じものでした。研究は広範にわたっているが、どれもこれも統合失調症の病因に結びつかない、あるいは結びつくポジティブな方向に収斂していない、ということです。

この本で生物学的精神医学の研究がかなり早期発見、早期治療に重点が移行していることを知りました。これは治療者としては当然のことですが、研究としては統合失調症の病因究明にもっと力を入れてもらいたいものだ、と思いました。このことは十分議論する暇のないまま、倉知先生と別れることになったのは残念です。

統合失調症の本質とは

このように統合失調症の病因を含む本態については途半ばというところですが、身体的病変はなおカッコに入れた上で、精神面＝精神症状の本質とはなにかという解明は随分進んでいます。その本質は決して物理的・量的に表現できるものではなく、あくまで本質の洞察によって比喩の助けを借りてしか表現できないものなのです。

ここに心と身体という抽象的次元と具体的次元の二つの次元にかかわる統合失調症の病因

究明の大変なむずかしさがあります。

先に述べたブロイラーは統合失調症の本質を比喩的に「繭の中に閉じこもるように自己の内に閉じこもる＝自閉性」であるとしています。またフランスの精神病理学者ミンコフスキーは、「現実との生ける接触の喪失」が統合失調症の本質であると考えました。

多くの精神科医は経験を積めば積むほど統合失調症の本質とは何かと悩み、本質についてのそれぞれの比喩的表現を考えます。

私も例外ではなく、かなり前から統合失調症の本態は「水分を含んだスポンジから水分が抜けていく過程」であると考えるようになっています。少し専門的な話になりますが、ここで本質といわず本態としているのは、ブロイラーやミンコフスキーの「本質論」を一歩踏み超えて脳・身体次元へ還元できる道筋をつけられないか、と思っているからです。

ここでスポンジに例えているのは知覚・思考・判断など精神機能を直接表現する脳の機能と考えています。そして抜けていく水分とは感情・意欲といった「ある人を、その人たらしめている人間性」といってよいでしょう。

つまり統合失調症の本態は常に「引き算」なのです。引き算の末に残されるのが、クレペリンが一八九六年に提唱した「早発性痴呆」となるわけです。どうして引き算が起るのか。

脳が壊れているわけでもなく、脳の代謝に異常があるわけでもありません。引き算の原因はまだ謎のベールに包まれています。

統合失調症の末期を、私の恩師である西丸四方先生は「無」と捉え人間の生死を超えた存在と考えていました。

私がその生涯を看取ったS氏は、末期癌で高度の貧血がありながらも、痛みや不安、苦悩を全く訴えることなく、表情一つ変えず亡くなりました。悟り切った高僧の臨終を見る思いで、畏怖の念さえ抱かせる姿でした。これが西丸先生の「無」の体現です。

統合失調症の病因究明について私のもう一人の恩師秋元波留夫先生は、総合的、組織的に取り組むべきだと旧・武蔵療養所をベースにナショナルセンターの構想を推進され、それが国立精神・神経センター（現：国立精神・神経医療研究センター）となって実現しました。しかし現在も多くの研究者を集めて研究をしていますが、病因究明には未だ道遠しというのが実状です。

新しい精神科医療

内因性精神病の「内因」は身体的原因があると推定されるが未だ不明という意味ですが、

統合失調症はまだ内因性精神病のままです。

統合失調症は今日なお病因不明のまま診断名と経過、転帰についてあるまとまった疾患として扱われています。治療は病状を軽減し患者さんの苦悩をできるだけ取り除くという対症的な治療にならざるを得ません。また、病気の自覚（病識）を欠くことも多いので、治療を始める時には患者さんはなかなか承諾してくれない場合もあります。病状によって入院か外来治療か、決めなければなりません。地域で支える方法も考えなければなりません。

従って統合失調症を主に治療しようとする場合には精神科病院、精神科クリニックのシステムをどのように考えて整えていくかが大きな課題となります。

私が病院を開設した昭和四十六年は精神科病院の新設・増床のブームが一段落した頃でした。すでに既存の精神科医療の矛盾、問題点がかなり潜在していたので、その轍は踏むまいと思っていました。私なりに統合失調症の治療を中心とした一つの精神科病院をつくり、今までの精神科医療と違うやり方を目指そうという考えもありました。

次節以下で私が精神科医として歩み始めた頃をふりかえり、精神科医療半世紀の変遷を視野に入れながらどのように自分の考えを展開し新しい精神科病院・統合失調症医療を作り上げてきたか、少し述べてみたいと思います。

二．一九六〇年代の精神科医療

精神科医療の過去半世紀をふりかえってみると、一つの時代が終わって新しい時代が始まった、と思わせるエポック・メーキングな出来事が、私の経験では三つあります。すなわち①金沢学会（第六十六回日本精神神経学会、昭和四十四年（一九六九））、②精神保健法の成立（昭和六十二年（一九八七））、③精神療養病棟の設置（平成六年（一九九四））です。これらの出来事とその背景について述べ、私個人の歩いた道を重ねあわせて話してみようと思います。

最初のエポック・メーキングな出来事の金沢学会とは昭和四十四年（一九六九）五月金沢市で行われた精神神経学会のことで、若手精神科医の反乱のために全ての学術発表が中止になった異例の学会のことです。大学教授の学会支配に対する若手の公然とした反乱、アンシャン・レジーム（旧体制）への異議申立てが公になった学会でした。時代背景としては、六十年（一九六〇年）安保斗争で盛り上がりをみせた学生運動が一九七〇年安保条約改定を控えて再び活溌になっていた時代であります。

精神科病床急増期

精神科医療のそれまでの状況をふりかえると、昭和二十五年の精神衛生法の制定、日本精神病院協会（現：日本精神科病院協会＝日精協）の設立があり、戦後放置されていた患者を収容するために国と日精協は巧まずして協力しあい、その結果精神科病床が飛躍的に増加した時代でした。精神科病床は毎年一万～二万床とふえ、それでも病床は足りず、精神科病院は収容に忙しく治療がなおざりにされ、はては武見日本医師会会長に「精神病院は牧畜業者」と罵られる羽目にもなったことは有名な話しです（昭和三十五年）[4]。ちょうど大増床ブームの時代の昭和三十八年（一九六三）に、私は精神科医師としての修業を始めたことになります。

その当時の精神科病院の状況は、常態的に超過入院があり大都市では二段ベッドもつかわれていたといううわさもありました。私が見聞したところでは大むね大部屋で、二十～三十人が一部屋で起居している状態でした。当時長野県で農協系厚生連の新しい精神科病棟が出来ましたが、その病棟は半扇型で、扇の要のところにナースステーションがあり部屋の仕切りもなかったのです。そのような環境の中で数十人の患者が暮らしていました。この病院は当時最先端の精神科病棟としてもてはやされていたものです。開放病棟は例外的で、信州大学病院は全開放でしたが、主任教授の西丸四方教授は当局から格子をつけなさいとしばしば指導されていました。西丸先生は虫除け網が格子であると言い逃れをしていると、いささか得意そうでしたが、当時は全開放は稀で、そのため時に事故が起って困ったことはよく覚えています。

治療に関しては昭和三十年（一九五五）クロールプロマジンが抗精神病薬として導入されていました。昭和三十八年当時は私もクロールプロマジンをおそるおそるつかっていた記憶があります。間もなくハロペリドールがつかわれはじめ、本格的な薬物療法の時代に入ったわけです。当時の主な治療方法はなお電撃療法であり、時々インスリン・ショックが行われていました。電撃療法は大学病院では静脈麻酔下で行われていましたが、民間病院では無麻酔下で行っているところも多かったと思います。麻酔の危険を考えると無麻酔の方が医師としては安心感がありましたが、患者の苦痛を考えるとなんともいえません。インスリン・ショックの危険性もかなりあり、いずれにしても精神科医としてショック療法はなるべく避けたいという感じはもっていました。このほか、一部の大学病院で精神外科もなお行われていました。今から考えると今昔の感があります。

治療的悲観論と精神科病院改革論

また当時の多くの精神科医の考え方は統合失調症不治論が多く、治療的悲観論が根強くあり、せめて精神科病院内で人間らしく暮らせるように、と考えている精神科医も多かったのです。呉秀三先生から理想的な精神科病院をつくるようにと国立武蔵療養所の初代所長に指名された関根真一先生の理想とは「関根氏の理想とする精神病院とは、精神病者を世の荒波から守り安楽に過ごせる場であった。精神病者のユートピアである」とのちに評されています[5]。

当時のまじめで良心的な精神科医は大なり小なりこのように考えて医療を行っていたわけです。ただし、関根先生の当時の発言記録[6]をよむと本当のところ関根先生はユートピア論、パラダイス論を排し、患者が精神科病院を「出たいという希望をもたせなければならない」と述べておられ、そのため作業（療法）の大切さを強調しておられるので、のちの評は、関根先生の真意の読み違いでしょう。しかし私の年代の一回り上の世代の精神科医にはユートピア論をとなえる先生が稀でなかったのは事実です。

「精神病は治らない」という考え方に立つと治療への取組みが熱心でなくなります。私は昭和四十二年（一九六七）七月、この関根先生がつくられた病院へ赴任したわけですが、その静かな慢性患者のかもしだす雰囲気には驚いたものです。曲りなりにも入退院がかなりあった信州での大学や、精神科病院の騒々しい様子とかなりちがっていたのです。医師の仕事といえば午前中病棟にちょっと顔を出すくらいで、あとは研究室にこもっている先生が多いという状況でした。カルテは年に一行書いてあればよい方で、数年間何も書いてないものさえありました。私は大先輩の先生に「こんなに治らない人が大勢いるのは、医者が治療に不熱心なせいではないか」とまじめにきいたものです。統合失調症の治療はそんなに甘いものではないと、のちのち身にしみて感じることとなるわけですが、当時は治療的悲観論が多くの精神科医の心の中にあったのです。

このような悲観的な立場はクレペリン、ヤスパース、シュナイダーという、脳あるいはなんらかの身体的過程（process）が原因であろうという精神医学の伝統的な仮説がもとになっています。ヤスパースは「了解」という概念を用い統合失調症的なものを了解不能として区別したわけですが、ブロイラーは身体的過程に軸足をおきながらもフロイトの精神分析を取入れ、了解の範囲を広げました。ブロイラー、フロイトの弟子であったビンスワンガーはさらに了解の範囲を拡げ人間存在の根本性格から統合失調症の世界でのあり方を明らかにしようとしたのです。これは現存在分析、実存分析といわれ、日本では昭和三十年代の終り頃から若手の精神病理学者が紹介しはじめ、昭和四十年代には一つの流行となっていくわけです。しかし現象学は結局治療的悲観論を覆すには至らなかったと思います。

その後昭和四十年代後半、精神医学そのものへのアンチテーゼとして反精神医学が日本にも紹介され、若手の精神科医の共感をよぶようになりました。これは既存の精神医学、精神科医療を全て否定し、精神病とは社会的政治的につくられたものだとして精神科病院に収容して治療を行うことは犯罪的であるとする思想です。この思想の実践理論である治療共同体を実際に実行した人もいました。

しかし日本にも統合失調症不治論にあぐらをかく精神科病院の改革の動きがなかったわけでは決してありません。昭和三十一年（一九五六）小林八郎らが提唱した生活療法は生活指導、あそび療法、作業指導を三位一体とした働きかけをするもので、これはのちに病院精神医学会へと発展していきます。また少しおくれて昭和三十八年（一九六三）からの江熊要一らの生活臨床は統合失調症の予後改善計画から出発した実践的な理論で、生活類型と生活特徴に注目し再発を防ごうとするものです。この考え方に共感する人を中心に、のちに地域精神医学会へ発展していったわけです。いずれも当時の統合失調症治療のあり方を根本的に問い直す試みでした。

また昭和三十五年（一九六〇）には精神障害者で犯罪を犯したものの処分をめぐって刑法改正による保安処分問題、改正刑法準備草案が公表されました。これについては、金沢学会前の昭和四十年（一九六五）、精神神経学会の刑法改正問題研究委員会はやや時代錯誤的な意見書[7]をまとめましたが、結局学会の統一見解とすることには失敗したわけです。

ライシャワー事件

このような価値観の定まらない騒然とした時代背景の中で有名なライシャワー大使刺傷事件が起りました。昭和三十九年（一九六四）三月二十四日、統合失調症の少年が駐日アメリカ大使ライシャワー氏の左大腿部を刺傷、大使は重傷を負いました。世論は精神病者野放し報道で湧き、早川国家公安委員長は辞任、同年四月二十八日厚生省（当時）は警察庁の申入れにより精神衛生法改正を迫られたわけです。

事態が差し迫っていた五月初めは、日本の精神神経学会首脳は大挙してアメリカ精神医学会（ＡＰＡ）ロサンゼルス大会に参加のため不在でした。治安対策的改正になることを憂慮した若手の精神科医が五月二日松沢病院に集まり対策を協議し、さらに五月四日には松沢病院に近県の大学、精神科病院から八十八名の有志の精神科医が集まったわけです。そこで対策委員会が組織され、日本精神神経学会名で反対運動を行うことになりました。[8] これが新聞でも報じられたためか、新聞論調もトーンダウンし五月九日にはほぼ一部改正案は提出されないだろうという情勢になったわけです（五月の十日間運動）。同年五月二十一日から三日間にわたって盛岡で開催された第六十一回日本精神神経学会で「精神衛生法改正の焦点」と題するシンポジウムが行われ、この機会に全国大学病院精神科医局連合（のちに全国大学精神神経科医局連合）が発足しました。[9] この組織はその後の一連の改革運動に大きな影響力をもつようになりました。

精神衛生法は、ライシャワー事件をうけて保健所による訪問看護、警察官通報の拡大と緊急措置入院制度の新設など、治安対策を念頭においた改正が行われ、昭和四十年（一九六五）六月一日可決成立しました。

この一連の動きのなかで露呈した学会首脳部の定見のなさ、無責任ぶりは若手精神科医の反発、批判を招きアンシャン・レジーム解体運動のマグマが次第にたまっていったのです。

インターン廃止

他方、この頃より全国約一万五千名の無給医の存在が大きな問題となってきつつあり、有給化を求める若手医師の批判への対応策として文部省から一部謝金を払うという状況になり、東大医学部ではこの登録医制度に反対する学生ストが起りました。この動きが青年医師連合という大きな組織となりインターンボイコット運動に発展していったわけです。ついに厚生省は昭和四十三年（一九六八）、インターン制度を廃止するに至りました。同年、東大精神科医局は解散し崩壊状態に陥り、改革派を主とする東大精神科医師連合が組織され、東大精神科内部の対立は以後長期にわたってつづくことになったわけです。

金沢学会の前年、昭和四十三年（一九六八）三月二十七日長崎大学で開かれた第六十五回日本精神神経学会で「精神科医と専門医制度をめぐって」というシンポジウムが開かれました。学会認定医制度を推進するという理事長提案は一時間も総会を延長しても決着がつかず、仁志川種雄議長（大会会長・長崎大教授）の「認定医制度問題は、本総会においてはこれ以上審議せず、決議もしない」という裁定で拍手をもって終り[10]、この問題は次回・金沢での第六十六回総会に持ちこされることとなったわけです。

三．金沢学会――精神医学における権威構造の崩壊

昭和四十四年（一九六九）五月二十日より三日間、日本精神神経学会第六十六回総会は予定通り金沢で開催されました。

学術講演中止

この総会開催の機会をとらえ学会改革を狙う京都大学精神科の若手医師を中心にした関西精神科医師会議のメンバーが東大精神科医師連合とともに、開催前日の理事会、評議員会にのりこみ、低医療費政策にどう対処するか、刑法改正問題、報告医制度、学界認定医制度についてどう考えるのか、医局講座制、無給医体制をどう打破していくのかなど当面する問題について厳しく問いつめるという展開になりました。評議員会は午後九時すぎても決着がつかず、ついに翌二十日予定の学術講演を全て中止して評議員会を再開することを決定するに至ったのです[11]。

翌二十日学術講演のために集まった約千五百名の一般会員が見守る中、評議員会は再開さ

れ、結局臺弘理事長以下全理事が不信任とされ、新理事を選出。引き続く五月二十一日開催の総会で新理事会が承認されました[12]。一般会員注視のうちに行われた評議員会には私も出席していましたが、改革派の巧みな攻撃とかつての学会首脳や学会運営に当っていた金沢大学の教室員の人たちの混乱ぶりが今でも目に焼き付いています。当時ヒエラルキーの頂点にあったのが私が勤務していた国立武蔵療養所の秋元所長であり、改革派のリーダーの一人島成郎氏は武蔵の同僚であり私の立場は微妙でしたが、攻撃の刃がむき出しのまま精神医学界の権威の胸に刺さっていくありさまは、私には耐え難い経験でした。このようにして医局講座制を基盤とした有力大学の連合体であった学会の権力構造は破壊されたわけです。

金沢学会の評価ですが、長く日本の精神医学界を束ねてきた日本精神神経学会は権力を失うと同時に権威もなくしてしまったといえるでしょう。いわば精神医学における権威構造の崩壊であります。このことが一番大きかったと考えられます。大学病院で臨床経験を積むことも、研究をすることも軽視される時代になったのです。それとともに精神医学の学術研究も漂流しはじめたわけです。

昭和三十年代後半から四十年代にかけての精神医学界の激動は金沢学会で頂点に達し、関連学会や大学へとその熱気は波及していきました。吊し上げに耐えきれず教授職を投げ出していく人も多かったのです。追求された側、した側も生き残っている人は少なくなりましたが、今日なお、怨念がらみのトラウマを引きずっている人もまだいます。今日まで私の知る限り、かつてのような精神医学界の権威構造の復活はありません。

有沢橋病院開業

このような激動の時代に私は個人的な事情——家族の経済的困窮もあり郷里の富山で四十六床の小規模精神科病院の開業を決心したわけです。当然ながら当時の社会情勢、精神科医療界の激しい変化を意識しながらの開業でありました。開業に際して目標としたことは次の三点です。

①自らの目の届く範囲の医療を行う。
②できるだけ開放的医療を行う。
③地域医療をしっかりやる。

この目標からは当然のことでありますが、自分の経営できる病院は小規模であると考えて

写真１　有沢橋病院――昭和46年

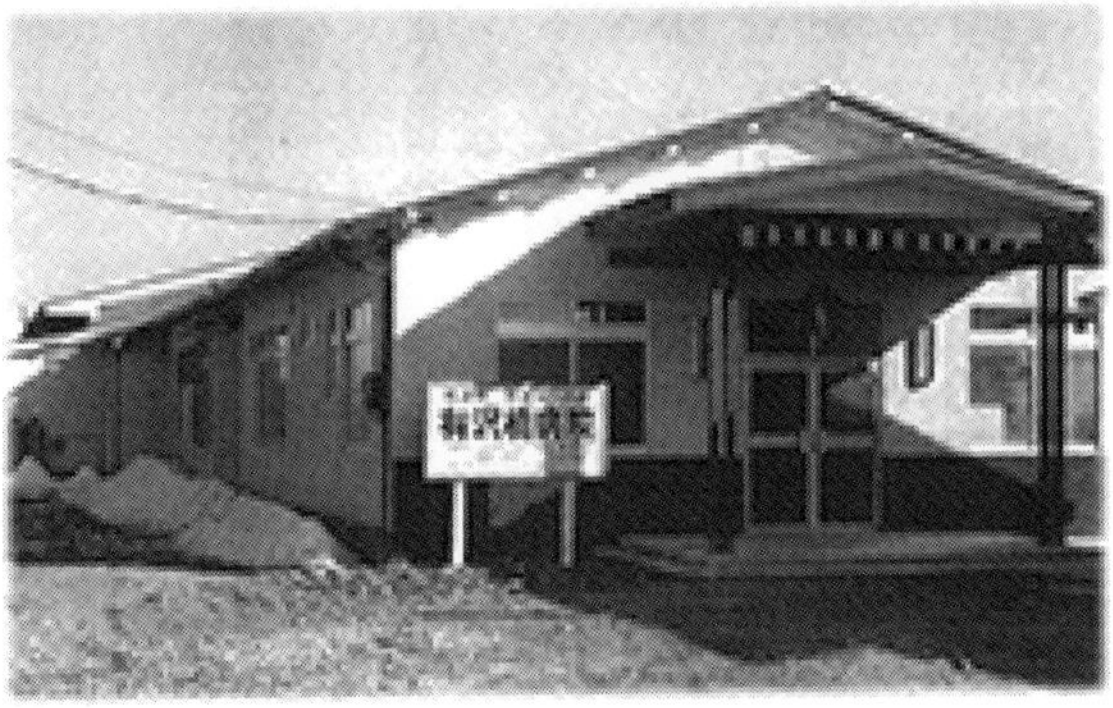

いました。当時精神科病院の経営は二百五十床以上でなければ成り立たないといわれていたのです。こうして昭和四十六年（一九七一）一月、四十六床の木造平屋の新病院を立ち上げ、厳しい開業医生活に入ったわけです（写真1）。

四. 精神保健法の成立とその背景

次に精神科医療の大きなエポックは昭和六十二年（一九八七）の精神保健法の成立です。

昭和六十二年の「精神衛生法」から「精神保健法」への改正は、それまでの治安対策法的性格があった精神衛生法から、精神障害者の人権保障を最優先する人権擁護法への大転換であり、精神科医療界にとって五十年に一度くらいの大改革でありました。ではその背景にどのような精神科医療界の変化があったのでしょうか。

精神医学の新しい潮流

金沢学会以降、精神医学分野の各学会は若手の激しい内部告発のため、殆どが機能停止に陥ってしまいました。例えば当時精神病理学分野で最も華やかに論じられていた現象学については「百～二百人の病者を閉鎖処遇しているという現実を抜きにして、興味ある一人の精神病理学を論ずるのは学問としてどうなのか」と問われて、現象学派は発表の場を失ってしまいます。

およそこのように、学術研究に自由の雰囲気は失われ、各大学で造反が起り、あちこちの大学教授が耐えきれなくなって辞職したのです。一方先に述べたように、反精神医学は若手精神科医の共感をよび、昭和五十年（一九七五）、精神神経学会は第七十二回総会で反精神医学の首唱者Ｄ・クーパー氏[13]、Ｔ・サス氏[14]を招いてシンポジウムをひらいています。改革派の若手医師は大いに元気づけられたようでしたが、結局大きな持続的な流れとはなりませんでした。

DSMの普及

むしろ精神医学での大変重要な変化は昭和五十七年（一九八二）、DSM（精神疾患の診断及び統計マニュアル）が日本語に翻訳紹介されたことです。これはいくつかの症状をデジタル的にプロットして診断名をつけるという診断方法ですが、もともとは比較研究のために均質な患者グループを選ぶための手段でありました。それがいつの間にか診断学そのものとなってきたのです。今やDSM以外の診断方法を知らない精神科医が多数派になったのではないかと思われ、ベテラン精神科医の経験や勘は尊重されなくなってきているのです。精神科医の間に世代による断層が生じているようにさえ思えます。鑑定書もDSM診断によって診断を確定したと書いてあるものが多いようですが、この方が確かに一般には分かり易いとも云えます。

DSMと相前後して生物学的精神医学研究が日本でも盛んになり、脳画像研究などしきりに行われるようになりました。学会復活の試みも各地でポツポツはじまり筆者を含めた富山の精神科医グループが危険を覚悟で、精神病理学に関する懇話会を立ち上げたのが昭和五十二年（一九七七）のことです。[15] いささか手前味噌になりますがこの懇話会の成功が多くの研究者を勇気づけたと思われます。

精神科病院の不祥事件多発

金沢学会後の精神神経学会新理事会は昭和四十四年（一九六九）十二月二十日付で精神科病院の数多くの不祥事件について、会員に訴える声明を出し医師としての道義心、倫理感の欠如を指摘し[16]、全会員がこの問題に積極的に取り組むことを求めました。この声明が活字となって間もなく昭和四十五年二月朝日新聞大熊記者が都内の某病院にアルコール依存症を装って入院。朝日新聞にルポタージュ記事をのせて、精神科病院は刑務所より劣悪なおそるべきところというイメージが定着したのです[17]。その背景には一九七〇年代を通して精神科病床は増加しつづけ、多くの精神科病院は大規模化していったという事情があります。大熊記者が入院した病院は一九五七年三十八床でスタートしたわけですが、一九九四年には六百床弱の巨大病院になっていたのです。

当時の病室は殆どが大部屋で雑居状態でありプライバシーは守られず、人間としての尊厳は全く無視されていたと云ってよいでしょう。七〇年代を通じて精神科病院の不祥事件は相次ぎ、暴力事件、虐待事件、不法入院、死亡患者の多発などの報道が相次ぎました。

有沢橋病院の状況

有沢橋病院は開業後数年で満床となり昭和五十年代になるとほぼ慢性的に定床オーバーという状態になりました。武蔵療養所に在任中、週一回診療を手伝っていた秋川病院の植田稔先生の社会復帰活動にならって、院外（外勤）作業に力を入れ、一時は入院患者の二十％近い人たちが外部で半日〜一日働くという状況になっていました。外勤者の弁当など難問を解決しながら就労を維持するのは大変でありましたが充実感もありました。しかし気がついてみると全開放が建前の病棟の出入口が常時締っているということが多くなり、私の心の中でも、どこかこれでよい、という感覚が生まれつつあったのです。いわば心の隙です。開業医として業績が順調であると、開設者自身を制肘するものがなにもないのです。心に隙ができ、油断すると医療にも真摯な態度が失われていきます。これは「良心的」であろうとする医療の限界です。自分の良心だけでは医療の質は担保できません。

私は自戒とともに自分を律するために自らに対する賦課の必要性を強く感じ、病院を建て替える決心をしました。このために巨額の借金をし、重荷を背負うこと、また臨床研究を着実にすすめることという二つの課題を自分に課すこととしたわけです。昭和五十二年（一九七七）新病棟が完成し一億六千七百万という当時として巨額の借金をかかえることに

写真２　有沢橋病院──昭和52年

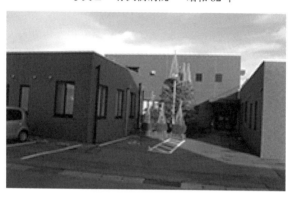

なりました。借金返済の原質として、十六床増床し、閉鎖二十二床、開放四十床の当時としては田舎に珍しいモダンな病院となりました（写真２）。

個人的には昭和五十五年（一九八〇）から日本精神科病院協会の医療制度委員会の委員として日精協の仕事に加わることとなり、以後二十年間一貫して精神科医療の制度、政策の立案、研究などに加わりました。この延長上で昭和六十二年法改正という大きな事業に参画することになったわけです。

五．昭和六十二年法改正
──新しい医の哲学との出会い

この大きな法改正の契機になったのは周知の如

く昭和五十九年（一九八四）三月明るみに出た宇都宮病院事件です。具体的には入院患者二名に対する職員の傷害致死事件でした。[18] 昭和五十年代を通して精神科病床はなお増加をつづけ、精神科病院の肥大化もすすんでいました。措置率は昭和五十年二三・三％、五十五年一五・二％、六十年九・〇％と激減したものの、一部の病院では措置入院や生活保護の患者をどんどん入院させ病院は大規模化していったのです。このような病院に治療的雰囲気があろう筈はなく、病棟では秩序を維持するため「力」が使われることもしばしばあったのですが、こうした一つの典型例が宇都宮病院だったのです。日精協では、特殊な病院の悪質な事件と受けとめていましたが、海外から調査団が来たり、外部講師に教えをうけたりして、漸くおぼろげながら私たちにわかってきたことは世界的に医の哲学の変化の潮流があるということでした。

新しい医の哲学との出会い

この頃の精神科医の平均的な医療を行う考え方——思想はどのようであったのでしょうか。旧精神衛生法以前から連綿とつづく慈善救治の倫理観からくる、患者のために努力し、患者によかれと考えてきた家父長的な倫理観、義務主義的倫理観 deontological ethics、あるいは医師（精神科医）の全面的な裁量権を中心におく医療が日本では主でありました。私の世代もそうでした。第二節で述べた「精神病院ユートピア論」はこのような考え方の延長線上にあったわけです。

このような考え方はもはや世界の潮流におくれているということがはっきりしたのです。具体的には日本の精神科病院の入院制度は国際人権B規約に違反するという非難をうけ、日本の精神衛生法[12]には適正法手続き due process of law が欠けていると指摘されたのです。

大まかにいうと昭和六十二年法改正を通じて、日本の精神科医、精神科医療関係者は医師の裁量を主とする医学モデルから、適正法手続きを重視する法律モデルへと軸足を移すことになったのです。

この間、私たちは自律尊重の思想を知りました。これは新しい医の哲学との出会いでもあったわけですが、この思想は患者の人権を第一とし、精神と身体に対しては個人は主権者であると要約される思想であります[19]。私は日精協の委員の一人として他のメンバーと全国八ブロックを手分けして新しい医の哲学に基づく法改正を説明にまわりました。

精神衛生法は精神保健法となり、新法はそれまでの医学モデルからゆるやかながら法律モデルの手続き規定が多くなり、人権擁護法としての性格を強くもつようになりました。自由意志で入院できる任意入院制度を設け、任意性を担保するための告知同意などの手続きも規定されました。自らの意志によらない入院については、人権制限ととらえ、公的資格を得た医師（指定医）のみが行えることとなり、第三者機関として精神医療審査会を設けたのです。この改定は、精神医療界に非常に大きなインパクトを与えました。精神科病院の不祥事件はこの頃殆どきかれなくなりましたが、これには精神保健福祉法の規定も与っているのですが、法の規定にかかわらず新しい医の哲学が現場に定着したためだろうと思われます。

六．精神科病院のアメニティ改善と地域活動

次に大きなエポックは精神療養病棟の新設です。

これは劣悪な精神科病院の施設改善のための一連の政策の流れです。精神科医療の低医療費について医療費改定の度に日精協などは引き上げを要望してきましたが、精神科病院の狭い病室などは安かろうわるかろうの代名詞の如くにいわれつづけ、なかなか実現しなかったのです。精神科病院は相かわらず狭くて汚く独特の臭いの漂う、およそ快適さと無縁のとこ

ろでした。莫大なコストをかけても回収の見込みがたたないため殆どの病院で改築は懸案でありながら見送られてきたという経緯があります。

平成二年（一九九〇）から精神科以外の一般病院で機能分化がスタートすることとなりました。これをうけて日精協でも機能分化による医療費引き上げが検討され、それをうけて厚生省（当時）は平成六年（一九九四）に精神療養病棟を診療報酬上で新設したのです。比較的緩い人員基準ですが床面積が広くとられ、この基準を満たせば入院料が従来に比べ高く設定されたのです。ついで平成十年精神科急性期治療病棟、平成十四年精神科救急病棟が新設されました。この三点セットで精神科にも高規格、高収入の道が拓かれたわけです。

一方、国も平成五年（一九九三）精神科病院の建て替え整備事業として医療施設近代化施設整備事業をスタートさせました。一床あたり六・四㎡（従来四・三㎡）以上、一床あたり病棟面積十八㎡以上という規格の病棟で、ただし二十％の病室削減を行うことを条件に資金を交付する精神科病院の改築整備制度です。この近代化整備事業と、比較的人員基準のゆるい精神療養病棟の新設で、全国の精神科病院の改築は飛躍的にすすみ、狭くて汚く臭い精神科病院の旧来のイメージから多くの精神科病院は面目を一新しました。日精協は平成十六年精神科病院改築図譜集[20]を発行しましたが、十年足らずの間に見事にアメニティのよい近代的精神科病院にかわった代表的な病院を多数紹介しています。精神科病院は史上初めて入院施設として他科と肩を並べられるようになったと云えるでしょう。こうしてようやく患者の尊厳を保つ療養環境が整ったのです。

有沢橋病院の地域活動の展開

有沢橋病院は昭和五十二年に改築していたので平成五、六年からの精神科病院の建て替えの流れにはのれませんでした。既存の建物の精神療養病棟への転換を図るとき、多くの病院で一番障害になったのが廊下幅であり、これは有沢橋病院でも同様で改装による転換は不可能です。また常勤指定医、作業療法士という人員配置上の問題についても採用は困難が予想されたのです。私にとって、なにより引っかかるのは包括病棟（特定入院料）に、治療行為の手抜きをすすめる一面があるような気がして仕方がないのです。このため現在でも余程のことがない限り精神療養病棟へ転換することは避けたいと思っています。この間の私の関心は専ら地域活動でした。

開院当初就労自立にこだわっていた社会復帰活動も企業の要求と患者の能力障害という問題にぶつかり、無理やり就労をすることも困難だということがだんだんわかってきまし

表　有沢橋病院デイケア施設通所者 87 名の分析（平成 24 年）

<table>
<tr><th colspan="7">能力障害・精神症状評価</th></tr>
<tr><td></td><td>精神
症状 1</td><td>精神
症状 2</td><td>精神
症状 3</td><td>精神
症状 4</td><td>精神
症状 5</td><td>精神
症状 6</td></tr>
<tr><td>能力障害 1</td><td colspan="2" rowspan="2">1 名（1%）</td><td rowspan="2">0 名</td><td colspan="3" rowspan="3">9 名（10%）</td></tr>
<tr><td>能力障害 2</td></tr>
<tr><td>能力障害 3</td><td colspan="2">0 名</td><td>3 名
（3%）</td></tr>
<tr><td>能力障害 4</td><td colspan="3" rowspan="2">12 名（14%）</td><td colspan="3" rowspan="2">62 名（71%）</td></tr>
<tr><td>能力障害 5</td></tr>
</table>

た。退院しても就労にいたらない人たちのために、一日の生活時間に区切りをつけるという意味で昭和六十三年（一九八八）共同作業所（現：地域活動支援センター）をつくったのです。しかしこの共同作業所から脱落する人が出てきて、これらの人をどうするかという課題にぶつかり、当初病棟内デイ活動への参加を認めていましたが、だんだん数が多くなり、昼食をみていると殆ど近くのスーパーで買ってきてすませているか、また男性単身者では特に食事が単調になっている事情を知って、原則的に食事つきのデイケア施設を平成十年（一九九七）に開設したのです。院外外勤作業に代わりいつの間にか共同作業所、デイケア施設と訪問看護が有沢橋病院の地域活動の大きな柱となっていきました。平成十八年、これらの地域活動の施設を統括するために地域支援部をつくり現在に至っています。デイケアの通所者の状況は表の如くになります（表）。かなり

写真３　有沢橋病院──平成22年

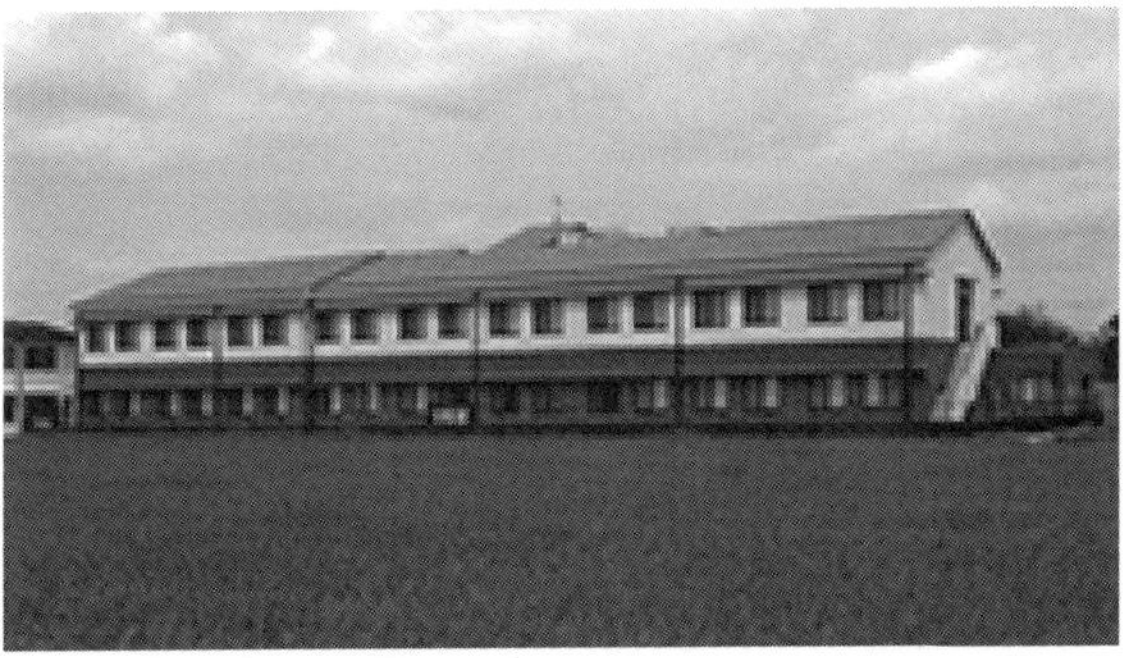

精神症状の重い人でもデイケアで支えることができています。なお病棟改築は平成二十二年（二〇一〇）に行い、漸くアメニティの面で、全国レベルの水準においついたといえる程度になりました（写真３）。

七. 日本の精神科医療の将来

最後に日本の精神科医療の将来について少し述べてみましょう。精神科病床数は平成五年（一九九三）に三十六万三千床余りに達して以来、漸減しています。平成十三年（二〇〇一）に一時増えていますが、ゆるやかな下降線をたどっているといってよいでしょう。病床利用率も少しずつ減っているのが現状です。

精神科病床は、現在ほぼ人口万対二十六・一、三十三万五千床ほどになっています。うち日精協加盟病院病床数は二十八万床余り、約千二百病院が加盟しています。そのうち特定入院料病床が約十四万床です（認知症病床二万九千）。

地域医療の推進

これだけの病床が必要か否かかなり議論のあるところですが、私の十数年の昼食提供つきデイケアの実績からいうと、「デイケア＋訪問看護」、あるいは「デイケア＋グループホーム＋訪問看護」の組み合わせでかなりの患者さんが地域生活ができると考えられます。時代は確実に地域医療にむかっているといっていいでしょう。活潑な幻覚妄想状態がつづく長期在院者、人格水準が低下してＡＤＬがかなりわるくなった人でもグループホームでそれなりに自由な生活を営むことができます。三十年以上にわたる私個人の地域活動の経験から、そんなに病床数は要らないのではないかと思います。ただ地域生活を支えるためには入院施設は不可欠です。精神科病院を廃止しては本当の地域活動はできません。また医療費の配分比を地域医療に重点的に移さねば実際の病床は減らないでしょう。

有沢橋病院では緊急時の電話を含め二十四時間電話対応をしていますが、夜間・休日は病棟勤務者が応対しています。このようなことはクリニックではできません。

持続可能な地域医療

地域精神科医療ではしばしば入院させないことが至上命題のようにいわれることがありますが、入院させないために医療スタッフが限界ギリギリまでの努力するようなことは、結局スタッフの燃えつきになってしまいます。こんな例を私は何人も見てきています。医療は奉仕でなく医療なのです。そのためには医療者の心と身体にゆとりを保たねばならないのです。ゆとりがあって初めて、地域医療活動は持続可能となるのです。また、地域医療は安く上がるという人もいますが、医療者の心身の健康を考えるとそうはいかないでしょう。

また、医療は市場経済には最もなじみにくいものだと考えられます。「安価で良質」な医療はあり得ません。小泉政権下で医療費引き下げを行って、各地で医療崩壊を招いたことは私たちの記憶に新しいところです。厚生労働省は精神科病床削減の旗はあいかわらず降していませんが、その目的が医療費削減にあるとすれば成功は難しいでしょう。また病床削減を焦るあまり強圧的な施策をとるべきでもないでしょう。

他方、精神科病院の大部分は法人税を払っている企業体であり、患者や職員のためにも生き残る責任があります。現在の精神科病院はほぼ一病床に一人の雇用をしているのが実情ですが、日精協傘下の病院で約三十万人弱の雇用を維持していることになります。精神科病院は産業基盤の弱い地域に立地していることも多いので、地域によっては数少ない就職先にもなっています。このような現状を無視して精神科病床削減案を強行しようとしても決して成功しないでしょう。これは雇用を維持するために病床を温存すべきといっているわけではありません。病床の経費を精神科の地域医療にあてるべきだといっているのです。

かつて精神療養病棟を新設したときのように精神科医療費の配分をデイケアを含めた地域活動に厚くして大規模病院を含め、精神科病院の地域医療への転換を促すのが最も現実的な病床削減策であると私は考えています。

包括的地域完結型精神科医療——五十年の結論

私は病因がまだわからない統合失調症という疾患を持つ患者さんの治療をほぼ五十年にわたって考えながら、一つのシステムを作ってきました。それは小規模精神科病院を中核とした地域ネットワークです。少しむずかしいのですが「包括的地域完結型精神科医療」と呼んでいます。私が五十年の試行錯誤の末に出した統合失調症の現在考え得る医療システムの一つの完成型だと考えています。しかもこのシステムは良心的・求道者的スタンスに立つ必要のないふつうの開業医感覚でできる精神科医療です。道義的にも経済的にも持続可能なシス

図　地域社会での暮らしを支える包括的地域完結型精神科医療

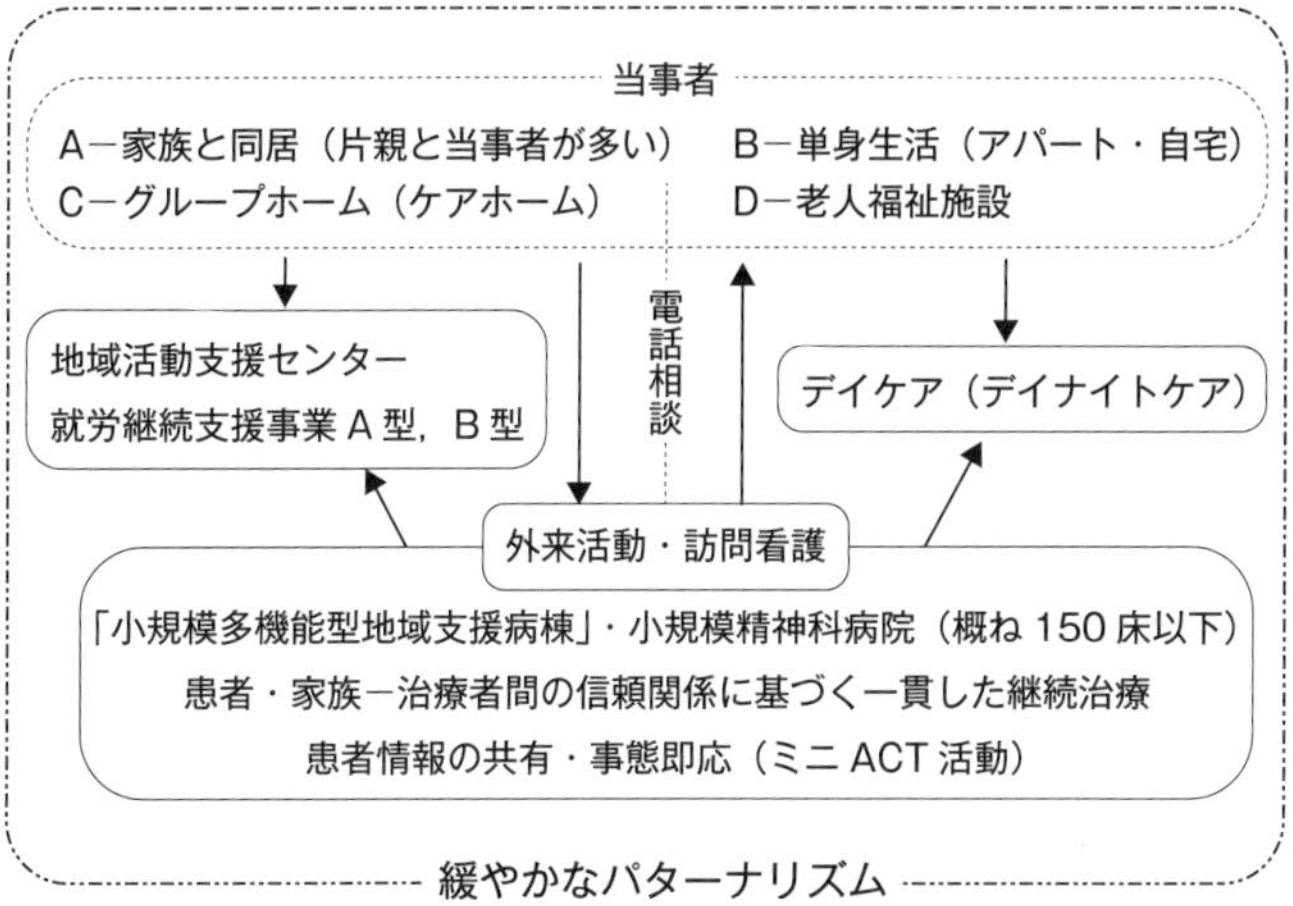

テムだと考えています。ただし診療報酬体系が変わらねば、という条件付きです。

残念ながら厚生労働省はデイケアを含む地域医療に後ろむきの診療報酬の改定をしています。日精協加盟病院のうち小規模病院で集まっている勉強会（小規模精神科病院全国協議会）でも小規模多機能型地域支援病棟を中心とした包括的地域完結型精神科医療が、これからの精神科病院に最もふさわしいと考えています（図）。

文献

（1）秋元波留夫、仙波恒雄、天野直二：二十一世紀日本の精神医療――過去・現在・未来を見据えて．ＳＥＣ出版、七五頁、二〇〇三年．
（2）倉知正佳：統合失調症の理解．医学書院、二〇一六年．
（3）Benedetti, G., Kind, H., Wender, V.: Forschung zur schizophenielehre 1961-1965. Fortschritte der Neurolog. Psychiat., 1: 1-12, 1967.
（4）大熊一夫：精神科病院を捨てたイタリア捨てない日本．岩波書店、二二七―二四九頁、二〇〇九年．
（5）中川善資：国立武蔵療養所における治療共同体をめざした実践．『精神医療別冊　追悼藤澤敏雄の歩んだ道』、批評社、五三頁、二〇一〇年．
（6）萩山茶話――精神医療四十年――．武蔵療養所医局、五七―六〇頁、一九六六年．
（7）日本精神神経学会：刑法改正問題研究委員会意見書（案）．精神経誌、六七：一〇五二―一〇五五頁、一九六五年．
（8）日本精神神経学会：雑報　精神衛生法改正に対する反対の動き．精神経誌、六六：四二七頁、一九六四年．
（9）岡田靖雄：日本精神科医療史．医学書院、二二五頁、二〇〇二年．

(10) 原田憲一：学会認定医制問題の長崎における経過．医局連合ニュース、二九：四—五頁、一九六八年．
(11) 日本精神神経学会：学会だより．精神経誌、七一：五一七—五一八頁、一九六九年．
(12) 同右　六〇七—六一四頁．
(13) David Cooper：精神分裂病とはなにか？　精神経誌、七八：三一六—三二四頁、一九七六年．
(14) Thomas S. Szasz：精神分裂病：精神医学の神聖なる象徴．精神経誌、七八：二八八—三〇八頁、一九七六年．
(15) 高柳功：日本精神病理学会の歩みを回顧して．臨床精神病理、一八：二〇一—二一二頁、一九九七年．
(16) 日本精神神経学会理事会：精神病院に多発する不祥事件に関し全会員に訴える．精神経誌、七二：一一七—一一九頁、一九七〇年．
(17) 大熊一夫：ルポ精神病棟．朝日新聞社、一九七三年．
(18) 櫻木章司：宇都宮病院事件．高柳功、山本紘世、櫻木章司編『精神保健福祉法の最新知識』中央法規出版、二〇一五年
(19) 高柳功：精神科医療と法・倫理—戦後を回顧して—．臨床精神医学、三九（一〇）：一三三一—一三三八頁、二〇一〇年．
(20) 精神科病院図譜集．日本精神科病院協会、二〇〇二年．

あとがき

私はいわゆる一九六〇年の安保闘争の世代に属します。安保闘争とは全学連、国会突入、樺美智子さんの死などによって知られている大きな学生運動でしたが、私は当時の大きな渦の隅の方で田舎の学生として参加した経験があります。

六〇年安保闘争は当時の青年に非常に大きな影響を与え、次の世代の青年たちに青年医師連合運動、七〇年安保、大学紛争へと引き継がれていきました。その影響は精神科にも及び、のちに学会紛争と医局解体運動、精神科病院への批判、告発へと進んでいったのです。

私はそのような精神科医療に対する根本的な異議申立てや精神科病院に対する強い批判の中で、一九七一年に精神科病院を作ったわけです。

当時すでに精神科医療改革派が運営している病院、あるいは心情的に改革派に同調している良心的な病院などがいくつかありましたが、私にはそのような病院の医療を心の底から信じることはできませんでした。建前と実態が異なる場合が多いことを安保の時代に少しは知っていたからです。人間はとても弱くかつ誘惑にもろいものです。私も例外ではありません。

私は自分が精神科病院を設立するとき求道者のように「良心的かつ献身的」でなくともふつうの心構えでよい精神科医療はできるし、病院の経営は可能だと考えていました。また「良心的かつ献身的」で知られる精神科医療（病院）には持続可能性がない、とも思っていました。

こうして当時の精神科病院への批判的な視線を意識しながら開業をしたわけです。

爾来ほぼ五十年にわたってあまり肩に力を入れずに一つの小規模精神科病院を育んで来ました。経営や人材確保で苦しい時期もありましたが、武見太郎元日本医師会会長の「精神病院は牧畜業」発言を見返し、精神科病院を経営することがダーティな仕事だと案に批判的であった一部の精神科医の視線にも耐える内容の病院経営をしてきたつもりです。私がつくり上げた精神科病院のモデルは「小規模多機能型地域支援病院」と自称していますが、大規模病院でもその一病棟とグループホーム、デイケアをワンセットにして、連携を密にすれば同じことができると思っています。

グループホームとデイケアによってかなりの患者さんは地域生活が可能になったので、今日、大規模病院は要らないという思いが一層強くなっています。

今、私は自信と誇りを以って有沢橋病院を次の世代に引き継いでもらおうと考えています。

私が半世紀をかけて築いた精神科医療について、今回『法と精神医療』誌（第三〇号）に掲載した文章に少し手を加え「精神科医療半世紀の変遷と統合失調症医療の展開」として本書に加えました。精神科医療関係の人々の参考になれば幸いです。

法と精神医療誌の原稿をまとめている間から、一体自分の病院で何人の自殺を出したのかということがずっと気になっていました。

小規模多機能型地域支援病院のことが、私の精神科医としての終活その①とすれば、自殺はその②となるわけです。私の展開する地域精神科医療のネットワークのどこかにほころびがあったのではないか、と点検することが自殺した人々に対する私の責任だろうという考えもありました。自殺した人の無念の思いを少しでもわかってあげたいという思いもあります。

そして平成二十九年初めからほぼ一年をかけて入院・外来の全死亡カルテを調べました。その結果を「人は何故死に急ぐか――小規模精神科病院五十年の経験より」としてまとめたわけです。自殺とわかったケースは四十七名。そのほか十名以上の不自然な死亡例がありました。四十七例の自殺例を調べていくうち、本文ですでに述べたように平成の自殺急増期と有沢橋病院の自殺増加期がほぼ一致することに気付いたわけです。これには私も驚きました。

私は自殺学者ではありませんので、自殺急増の要因はなになのか、また有沢橋病院の年度別集計と国の統計が類似しているのは何故なのか、主に日本の代表的な自殺学者の著書、文献を読み、私なりに出した結論を本文に書いたわけです。

日本の自殺者数は前年（二〇一九）より六七一人減の二〇一六九人となりました。自殺がここまで減少したのは自殺対策基本法の制定をはじめ行政・医療が一体となって地道な努力を重ねた結果だと思います。しかし日本の社会、経済の大きな流れからいえば、日本人が東日本大震災を契機として「失われた二十年」から訣別して「うつ」を脱したからだと思います。

このことはいつまた自殺者数が増加に転じるかわからないということでもあります。自殺者数が二万人ほどに減少してきたといって自殺予防の手を緩めてはいけないと思います。

事実、社会学者、経済学者が精神科医が気付くずっと前から過労死、非正規雇用、格差、貧困などという問題に取り組み警鐘を鳴らしています。

日本は世界で最も安全で安定した国の一つといわれて久しいのですが、その安全と安定のセーフティネットが綻びつつあるのではないか、と疑われることが多くなっています。

本書を執筆中も患者さんにとって大変生きづらい世の中になった、ということをずっと考えていました。

精神科医をはじめ精神科医療関係者も平成の自殺急増期の社会的要因についてはあまり深

く考えていないように思えます。「失われた十年〜二十年」の間に多くの人々が自ら命を絶ちました。本書に記載した事例を通して読者が多くの事実を知り、自殺予防に関心を持っていただくことを期待しています。そして一人でも多くの命が救われることを切に願っています。

現在新型コロナウイルス感染症がパンデミックとなり、日本でも蔓延中です。その影響でこれから深刻な不況が予想されています。自殺が再び急増するのではないかと気懸りです。

出版にあたっては旧知の星和書店石澤社長に相談したところ快諾していただきました。厚くお礼申し上げます。

星和書店岡部浩氏及びすずき編集室鈴木加奈子氏には編集、校正そのほか全面的に御支援いただきました。深く感謝申し上げます。

秘書の黒川千恵子さんには原稿打込み、図表作成、星和書店との連絡など大変苦労をかけました。ここに記して感謝いたします。

令和二年四月

医療法人社団四方会　有沢橋病院

高柳　功

著者略歴

高柳　功（たかやなぎ　いさお）

医療法人社団四方会有沢橋病院　理事長。
昭和12年12月13日富山市生れ。昭和37年信州大学医学部卒業。同大大学院にて西丸四方教授のもとで精神病理学を学び昭和42年大学院修了，医学博士。同年7月国立武蔵療養所（現：国立精神・神経医療研究センター）勤務を経て，昭和46年，有沢橋病院を設立。精神科医療における社会復帰活動と，開放的処遇の推進をモットーに，小規模経営による地域密着型精神科医療を実施している。元日精協医療政策委員会委員長。元小規模精神科病院全国協議会会長。日本精神病理学会名誉会員，日本統合失調症学会評議員，日本司法精神医学会評議員。
主な論文：『離人症の精神病理学的研究』（1967），『二重身について』（1971），『気管支喘息に伴う精神症状』（1975），『自己及び身体の分離体験』（1983），『精神病理学の愉しみ』（2019）など。
編著書：『手の届かぬ世界』（北国出版，1979），『精神保健法』（星和書店，1990），『インフォームド・コンセントガイダンス』（先端医学社，1999），『精神保健福祉法の最新知識ー歴史と臨床実務ー』（中央法規出版，2002／改訂版，2007／三訂版，2015）。

人はなぜ死に急ぐか

2020年6月17日　初版第1刷発行

著　者　高柳　功
発行者　石澤雄司
発行所　株式会社星和書店
〒168-0074　東京都杉並区上高井戸1-2-5
電話　03（3329）0031（営業部）／03（3329）0033（編集部）
FAX　03（5374）7186（営業部）／03（5374）7185（編集部）
http://www.seiwa-pb.co.jp

印刷・製本　中央精版印刷株式会社

ISBN978-4-7911-1056-8